Vincenzo Fabrocini

FLORES DE BACH

INTRODUCCIÓN PRÁCTICA A LA TERAPIA FLORAL
PARA EQUILIBRAR EMOCIONES Y PREVENIR TRASTORNOS FÍSICOS

De Vecchi
DVE Ediciones

A pesar de haber puesto el máximo cuidado en la redacción de esta obra, el autor o el editor no pueden en modo alguno responsabilizarse por las informaciones (fórmulas, recetas, técnicas, etc.) vertidas en el texto. Se aconseja, en el caso de problemas específicos —a menudo únicos— de cada lector en particular, que se consulte con una persona cualificada para obtener las informaciones más completas, más exactas y lo más actualizadas posible. EDITORIAL DE VECCHI, S. A. U.

Proyecto gráfico de la cubierta: Design Simona Peloggio

Dibujos de Michela Ameli

ISBN: 979-8-89956-480-2

Índice

La floriterapia de Bach

Datos básicos

El motivo dominante de la terapia de las flores ideada por Bach es que la enfermedad nace de un trastorno psíquico.

Las causas psíquicas de enfermedades curables con los remedios florales de Bach pueden sintetizarse en siete estados de ánimo fundamentales:

— el miedo que nos bloquea todas las iniciativas vitales;
— la incertidumbre que nos hace sentirnos a merced de los demás;
— la falta de interés por la realidad;
— la soledad orgullosa, rígida y egoísta;
— la hipersensibilidad al juicio de los demás;
— el desánimo o la desesperación;
— la preocupación excesiva para con los demás o el afán de posesión.

Todos estos estados de ánimo se encuentran explicados y analizados de forma detallada en las fichas de cada flor y, además, en la tabla sintética colocada al final del volumen.

La elección del remedio floral

¿Cómo localizar la flor apropiada?

Los remedios florales se escogen con la ayuda del médico, del psicólogo o del bioterapeuta; pero también directamente del interesado, cuando haya aprendido a entender qué estados emocionales se encuentran en la base de los síntomas que lo aquejan mayoritariamente.

En este último caso aconsejamos seguir las siguientes reglas.

Jerarquizar los síntomas según su importancia, colocando en el primer lugar el síntoma que más impresiona por su intensidad, el más característico de la persona, especialmente si está acompañado por modalidades que lo califican en el sentido del agravamiento o del empeoramiento.

Por ejemplo, en un cuadro morboso de cefalea que aparece por la mañana, dolores lumbares por la noche e insomnio a las tres de la mañana, el síntoma que se tiene que considerar primero es el más molesto. Podrá ser la cefalea, el insomnio o la lumbalgia. Depende de lo que piense el enfermo porque es él el principal juez.

Investigar sobre las causas psíquicas, anímicas, mentales y emocionales del síntoma o de la enfermedad. No se tienen que buscar las causas inconscientes porque se disfrazan o se mantienen escondidas en lo más profundo (exigen un análisis psicoterapéutico). En cambio, se tienen que buscar las causas que afloran por sí solas: las más comunes, banales a simple vista pero persistentes y camaleónicas, que aparecen con síntomas incluso distintos, pero típicos de la persona que los sufre.

Localizar la causa clave, es decir, el estado de ánimo que ha originado y alimenta la enfermedad, que no puede ser otra cosa que una enfermedad del espíritu, la que necesariamente precede a la enfermedad física. En el momento en que se rompe la armonía interior, se hace añicos la salud de la mente y del cuerpo.

Escoger el remedio del estado de ánimo indicado como causa del síntoma o de la enfermedad. Los remedios son múltiples y también lo son los aspectos de un estado emocional, de un trauma o de una tensión mental. Por lo tanto, es necesario localizar los distintos detalles de un estado de ánimo.

Pueden entrar en juego uno o más remedios florales para el mismo estado de ánimo o más estados de ánimo convergentes entre ellos o incluso discrepantes. Son raros los casos en los que una enfermedad tenga una sola causa. Tal como han demostrado los estudios patológicos más recientes, toda alteración de la salud obedece a diversas causas que actúan al mismo tiempo.

Otro método para localizar el remedio floral más adecuado para los trastornos psicofísicos de cada uno de nosotros, consiste en un test o tanteo, en el que serán tan importantes el conocimiento médico y clínico del especialista como la intuición y la experiencia del paciente.

Este test, a grandes rasgos, se guía por la ley de la similitud y pone gran atención en la observación de todos los síntomas, del mismo modo, según Hahnemann, que se procede en homeopatía. Esta teoría, que se remonta a las civilizaciones antiguas, sostiene la existencia de una relación entre la forma física, indicada como la «señal» de una planta, y sus cualidades interiores, esenciales y específicas; el valor terapéutico de una planta reside en su quintaesencia imponderable, la actitud de las flores, el color, la forma, la calidad del terreno y la dislocación geográfica aportan indicaciones preciosas que conciernen las propiedades medicinales de las plantas, analizando e interpretando las similitudes que existen entre la forma de algunas plantas y las formas de los órganos humanos.

Las personas que se someten al test tienen que repasar las imágenes florales que acompañan a las fichas de cada flor, guiándose de la instintiva sensibilidad perceptiva. Percibirán el nivel de agrado de la flor que poco a poco observarán *(máximo, medio, suficiente, bajo)*. Aislarán las figuras que les parezcan de nivel máximo y medio y descartarán todas las demás. En el primer lugar de la lista se encontrará la flor que recibe la máxima de «simpatía». En el segundo, tercer y cuarto lugar, se encontrarán otros tantos remedios florales, cuya función es curar todos aquellos aspectos que incidan en el trastorno fundamental o en el talante psicológico del paciente.

Lectura de las fichas florales

El lector pasará a la lectura de las fichas florales que se refieran a los flores elegidas después de haber consultado la tabla y el índice de los estados de ánimo, de los síntomas y de las enfermedades situados al final del libro o después de haber escogido cuatro flores mediante el test del que ya hemos hablado anteriormente. Cada ficha se corresponde a una flor de Bach de la cual se indica todo lo que sigue.

1. La descripción de las características de la planta

Se refiere al origen, al hábitat, a la distribución geográfica, al tipo de planta, al tipo de hoja, a la flor, al fruto, al periodo de floración y de cosecha, así como al método de preparación del remedio floral y, allí donde exista, a la fitoterapia.

A continuación, vamos a explicar un poco el significado de cada característica.

2. Generalidades

Constituye la parte más interesante de la ficha porque el lector puede adquirir el conocimiento de las relaciones que existen, analógicamente, entre las características estructurales, psicofísicas y existenciales de cada persona y el remedio floral, el cual podrá desarrollar de una manera concreta y personalizada la curación del cuadro de desarmonía que haya dado origen a una determinada causa psíquica de entre las que Bach localizó en sus investigaciones sobre el origen de las enfermedades. Experimentaremos en la propia piel cómo funciona de forma efectiva la relación entre la planta y el hombre y cómo interpretar los diferentes rasgos característicos de una planta.

De esta forma, las referencias al color, que constituyen la parte más importante de la flor y que a menudo inciden de forma determinante en la elección, son interpretadas a la luz del principio homeopático «lo similar que cura lo similar».

No se descuida todo lo que se dice sobre el simbolismo cromático en la tradición popular y de psicología analítica y clínica.

Se las une metodológicamente al valor simbólico del color, incluso en relación a todo lo que vibra en el inconsciente humano y en la parte espiritual de las plantas y del mundo vegetal que puso en relieve Steiner.

En todas las descripciones, se considera siempre la configuración estructural y existencial completa de la planta, en una visión holística del mundo vegetal, llegándose incluso a integrar en el estudio todos aquellos conocimientos culturales que acuña cada tradición.

3. Síntomas negativos
En este apartado se enumeran todas las manifestaciones negativas de la persona a la que el remedio floral debe ayudar.

Los estados de ánimo negativos pueden ser agudos o crónicos. Sobre los primeros, los agudos, la terapia con las flores de Bach goza de especial aceptación, gracias a la mayor facilidad de intervención y de éxito cuando se han escogido con atención los remedios florales más adecuados.

Sobre los crónicos, el diagnóstico exige una mayor perspicacia puesto que se trata de estados problemáticos que se prolongan durante más o menos bastante tiempo o que se presentan periódicamente como una molestia que amarga la vida.

También existen estados de ánimo desarmónicos, es decir distintos entre ellos y que se catalogan como manifestaciones decididamente neuróticas; pueden tener distintos orígenes o necesitar de mucha paciencia cuando se recurra a la automedicación responsable.

En estos casos (se habla a menudo de «nerviosismo») es irrenunciable el recurso al médico de cabecera y al especialista que tendrán que decidir, a través de análisis y visitas a los especialistas, si se trata de trastornos orgánicos o funcionales.

4. Indicaciones psicoterapéuticas
Son todas aquellas manifestaciones que indican un trastorno del carácter que precisan la intervención de un psiquiatra.

La terapia de Bach, en estos casos, debe seguirse con cautela, ya que en los casos graves no puede paliar los síntomas más simples. Sin embargo, los datos que se refieran a los niños pueden seguirse con más seguridad.

5. Indicaciones terapéuticas psicoorgánicas
Como ya hemos dicho al principio, las enfermedades pertenecen al área de la psicosomatización y se manifiestan en forma de crisis y trastornos más o menos graves.

De hecho, cuando en la medicina oficial se procede a curar una enfermedad, se actúa sobre el fenómeno terminal del cuadro o proceso de desequilibrio que sufre el paciente.

Puede decirse que todo trastorno físico procede, en el fondo, de un trastorno psicológico que puede curarse con remedios florales.

Todas las indicaciones terapéuticas psicoorgánicas se atienen a este criterio metodológico que Bach indicó.

6. Características de la curación
Delinean de forma sintética los puntos más evidentes de la situación de reequilibrio obtenida a través de la intervención de los remedios florales de Bach en los estados negativos correspondientes a las causas psíquicas de enfermedad.

Preparación y posología de las flores de Bach

Del concentrado a la preparación de la dosis

Las flores de Bach se encuentran en los comercios en forma de concentrado *(stock bottles)*, en frascos de 30 mililitros de tintura madre *(mother tincture)*, punto de partida para la preparación de la terapia y del frasco de la combinación que se debe tomar.

Para preparar la combinación se necesitan únicamente dos gotas de concentrado de cada remedio, que se mezclarán con un poco de agua y alcohol. Para ello se utilizará un frasco de 30 mililitros de cristal oscuro con pipeta cuentagotas, del que se deberán llenar tres cuartas partes con agua mineral natural, que hace las veces de vector de las informaciones energéticas florales utilizando la llamada «memoria del agua», y una parte de alcohol de 45° (coñac o brandy) o de vinagre de fruta, que hace las veces de conservante.

En el caso de que el paciente no tolere el alcohol (niños, enfermos, etc.) será necesario conservar el frasco en la nevera. Las dos gotas de concentrado para cada remedio floral se añaden al final (si se escogen tres remedios, habrá que echar seis gotas). El frasquito y el cuentagotas se pueden reutilizar para otro tipo de combinaciones, aunque se deben lavar con agua caliente.

Características de la combinación

Todas las flores de Bach pueden combinarse según el estado negativo que se manifieste en ese momento y que puede reconocer el especialista o el paciente.

El estado negativo se cura, en su aspecto psicológico, con el remedio floral que ocupa el primer lugar en la lista de las cuatro flores elegidas. Los otros tres remedios se tienen que insertar en la combinación terapéutica personalizada y corresponden a los matices, a los detalles o las variantes del estado de ánimo o a otros estados de ánimo negativos de menor entidad o menos llamativos.

Si los aspectos negativos que se tienen que curar son más numerosos, convergentes entre ellos o incluso discrepantes, conviene acudir en este caso a la lista de flores de reserva.

No existe un número indicativo de flores para formar una combinación floral. Se sugiere en estas circunstancias, para no excederse, utilizar entre cuatro y siete flores, aunque no existen incompatibilidades entre las vibraciones energéticas de las distintas flores de Bach ni contraindicaciones o peligro de caducidad. Podemos llevarlas con nosotros en los viajes, ya que la exposición al calor durante un breve periodo de tiempo no descompone ni perjudica el producto.

Métodos de administración

Frasquito de administración

El frasco de la combinación de los diversos remedios florales se prepara con el concentrado, el agua y el alcohol, tal como se ha descrito anteriormente.

Es necesario recurrir a la solución cuando los trastornos sean persistentes. En estos casos, las gotas deberán tomarse con cierta regularidad (unas cuatro, seis u ocho veces al día, según se crea necesario). Para ello, pueden verterse las gotas directamente sobre la lengua o diluirlas en un poco de agua que beberemos a pequeños sorbos, lentamente.

La combinación tiene que adaptarse al estado de ánimo negativo, teniendo en cuenta todos los síntomas y matices. El tratamiento puede durar dos, tres o incluso cuatro semanas.

Para los estados de crisis

Se vierten en un vaso de agua dos gotas de concentrado original *(stock bottle)* de la flor o las flores elegidas anteriormente y se bebe la solución a pequeños sorbos y pausadamente, en un espacio de tiempo de 10 o 15 minutos. Puede repetirse la dosis si se cree necesario.

Este método se aconseja en los estados agudos (trastornos pasajeros de ánimo, emociones imprevistas, sustos, desilusiones inesperadas, ansia en la espera de un examen o de una cita, crisis de pánico, etc.) hasta que la situación se resuelva.

Puede ser suficiente una sola dosis o bien preparar una nueva combinación, reduciendo las tomas con cada mejora hasta llegar a suspenderlas completamente con la completa desaparición de los trastornos.

El tiempo de curación puede oscilar entre pocas horas y algunos días.

Cura de urgencia
(Rescue Remedy)

Se trata de una cura de urgencia en el caso de que se sufra un trastorno pasajero especialmente intenso que, precisamente por este motivo, es mejor aislar y conocer antes de los demás.

Sin embargo, no debe pensarse que se trata de un remedio completo. Se trata tan sólo de un lenitivo que debe emplearse hasta que un médico pueda atender al paciente. Las causas de este desequilibrio pueden ser muchas y muy variadas: desde un acontecimiento casual o banal, como una llamada telefónica desconcertante, hasta un accidente callejero con pérdida de conocimiento.

El *Rescue Remedy* está compuesto por 5 remedios florales combinados por Bach:

— **Star of Bethlehem**, para los estados de shock;
— **Rock Rose**, para el terror y el pánico;
— **Impatiens**, para el estrés mental y la tensión;
— **Cherry Plum**, para el miedo a perder el control;
— **Clematis**, para la tendencia a dejarse llevar por los acontecimientos.

Se puede tomar solo o en combinación con los otros concentrados de flores. Los efectos se ven potenciados cuando se asocia con otros remedios biológicos y con métodos de la medicina natural (ver el libro de V. Fabrocini, *Cómo curarse con las medicinas alternativas*, publicado por esta misma editorial).

Esta medida no puede sustituir la terapia médica clásica, ya que es necesario disponer de un diagnóstico clínico preciso, por lo que después de la administración de la dosis, deberemos avisar a un médico.

El *Rescue Remedy* se administrará hasta su llegada y acompañará, a continuación, a la terapia convencional. La tensión emotiva, por otra parte, no deberá ser especialmente grave. Únicamente en ese caso, el remedio podrá restablecer rápidamente el equilibrio emotivo y psicológico normal.

En situaciones graves, en cambio, puede aliviar la violencia del estrés, antes y durante la intervención de las terapias convencionales de primeros auxilios.

En conjunto, tiene un efecto estabilizador en todas las situaciones que se pueden relacionar con las indicaciones de los cinco componentes del propio remedio.

La dosis debe variar en función de cada caso. En casos agudos, bastará con cuatro gotas en un vaso de agua que se beberá lentamente, hasta que disminuya el estado de shock; después, se dará un sorbo cada 15 o 30 minutos.

Para los que no pueden beber, se pueden verter y frotar algunas gotas sobre los labios, detrás de las orejas o sobre las muñecas.

Para contusiones, abrasiones, torceduras, dolor en las articulaciones, leves quemaduras, arañazos, picaduras de insectos y hemorroides, conviene emplear una crema a base de estas flores.

A diferencia de los remedios homeopáticos, que se administran según otros criterios, la toma de *Rescue Remedy*, como la de todas las flores de Bach, puede repetirse, en caso de necesidad, sin ningún peligro.

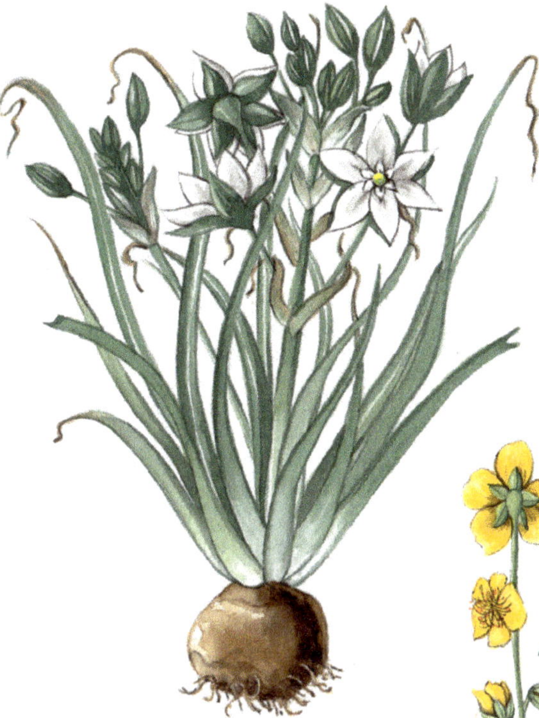

Star of Bethlehem

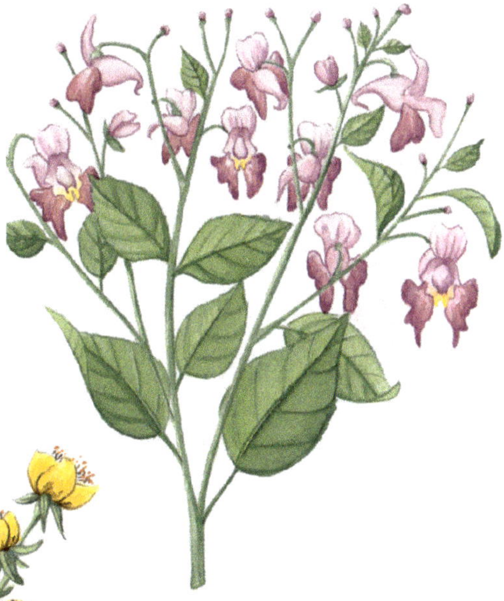

Impatiens

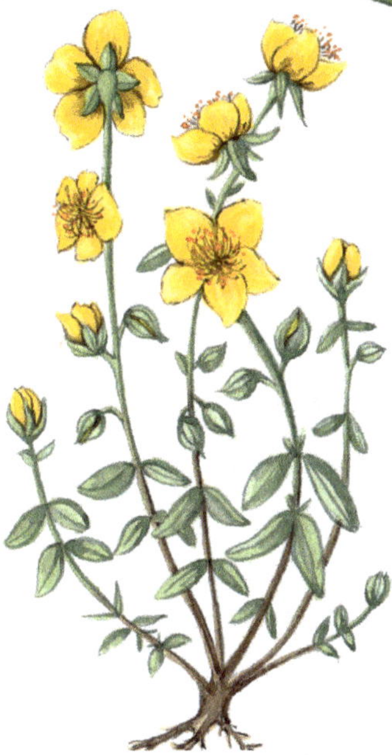

Rock Rose

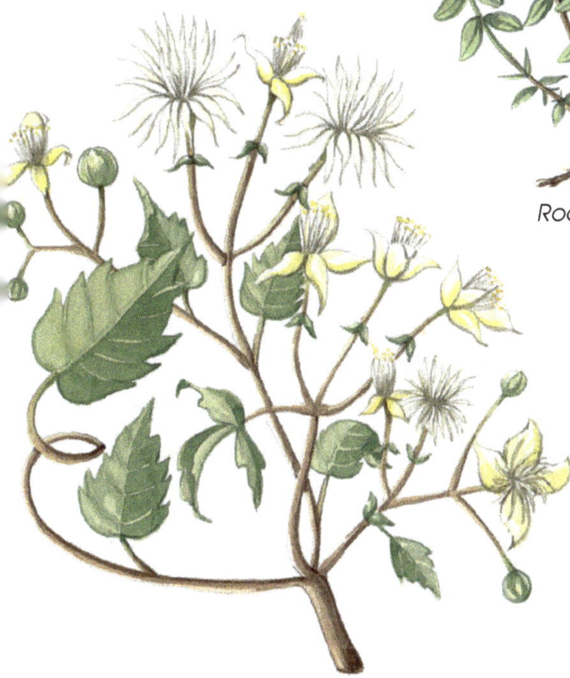

Clematis

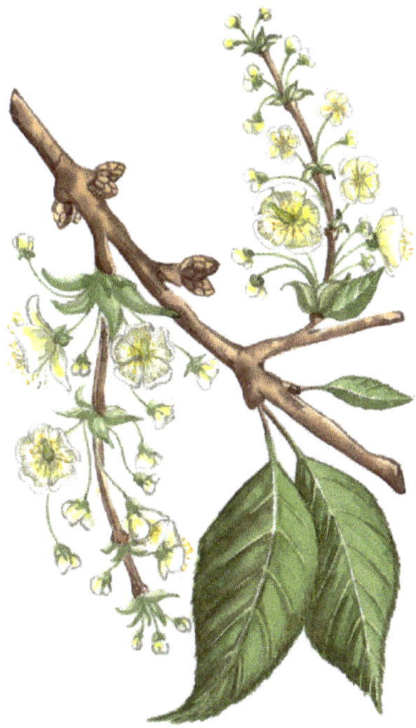

Cherry Plum

LAS 38 FLORES DE BACH

1. Agrimony

Agrimonia (Hierba betónica), Algremoine, *Agrimonia eupatoria*
Familia: *Rosaceae*

Origen: se trata de una planta perenne muy común. Los primeros datos que tenemos sobre ella se remontan a Mitrídates Eupator, rey del Ponto, que la utilizó como medicamento y le dio nombre.

Hábitat: crece en cualquier sitio, en terrenos calcáreos y ácidos, con hierba y secos, vírgenes o roturados, en los márgenes de la carretera.

Distribución: regiones templadas europeas, por debajo de los 1.000 m.

Planta: herbácea, con rizoma, ramificada sólo en la copa, de 30-50 a 90 cm de altura.

Hojas: dentadas e imparipinnadas enganchadas al tallo, el cual presenta siempre dos hojitas en la base.

Flores: floración de racimo terminal, con flores amarillas, pequeñas y de cinco pétalos.

Frutos: en forma de campana, con corona sobresaliente, formada por dos aquenios encerrados en el tubo del cáliz.

Floración y cosecha: de junio a agosto.

Método de preparación: se prepara una infusión solar de las flores y de los brotes.

Generalidades

Esta flor es apropiada para aquellos que, aparentando alegrías y disimulando tristezas, se muestran alegres y esconden sin dificultad sus inquietudes interiores. Son muy sensibles a las opiniones de los demás y se comportan ofreciendo una imagen halagadora de sí mismos, para quedar siempre bien. Esta actitud, de la que son víctimas, les provoca discordancias entre el pensamiento y la acción, es decir, una doble personalidad que les hace sufrir hasta hacerles enfermar.

El remedio floral Agrimony puede reequilibrar su comportamiento. La naturaleza *medicatrix*, que siguiendo leyes externas cura a los seres vivos, confiándose al principio de similitud, ha impreso algunos signos en la agrimonia, positivos y negativos, que corresponden a su carácter.

Sus florecillas amarillas vienen a nosotros con una vivacidad veleidosa, expresándonos una alegre jovialidad. También ellos, detrás de una fachada de alegre despreocupación, esconden una visión de las cosas y del mundo profunda y llena de preocupaciones, siendo a menudo muy sensibles a las ideas que la gente pueda tener de ellos. En ambos casos se trata de sobrevivir, de crecer y asentarse sobre terrenos difíciles, sin cultivar. Al igual que la planta, las personas que sufren en silencio suelen hacer gala de una gran fortaleza moral, intentando capear el temporal echando la tristeza al fondo del corazón y tapando el brocal con una sonrisa.

Pero el color amarillo es símbolo de salud y felicidad, ya presente o adquirible curándose con Agrimonia. Desprende y comunica una corriente magnética positiva, librando la mente de la manía de aparecer mejor de lo que se es en realidad. La capacidad de librarse de la sumisión, las ideas y las opiniones de los demás se encuentra en el sólido tallo sobre el que se injertan las flores amarillas. Piloso y áspero en la base, constituye una defensa hirsuta frente a los demás, frente a la gente chismosa y curiosa, ante las que se hace buena cara aunque nos sean antipáticos. Con el elixir de agrimonia se aprende a ser uno mismo, a no tener una doble personalidad.

Síntomas negativos

Consciencia atormentada y sumisión hacia los demás. Esfuerzo por ofrecer una excelente imagen de sí mismo, intentando ser superior a lo que se es.

Cuidado extremo de la apariencia, evitando aquellos comportamientos que molesten o puedan ser desagradables y se enfatizan las manifestaciones de alegría, felicidad y despreocupación.

1. Agrimony

Ocultamiento de los propios problemas y las preocupaciones.

Pusilanimidad y cobardía, aumentando el rencor. Hosquedad y antipatía en ciertos momentos. Ocultamiento de los propios pesares y enfermedades. Se sufren las inquietudes propias y las ajenas. La pusilanimidad lleva a la pérdida de amor propio.

La emotividad es normalmente ceremoniosa, amanerada, preparada para mentir. La mitomanía se convierte en habitual para embellecer la propia imagen. La emotividad es voluble, inclinada incluso a afectos desordenados.

Disponibilidad al alcoholismo y a la toxicomanía.

Indicaciones psicoterapéuticas

Trastornos obsesivo-compulsivos con pensamientos repetitivos de violencia y duda.

Trastornos maniáticos con exaltación eufórica del humor y perfeccionismo.

Tendencia a encerrarse en la soledad, asociada a depresiones.

En los niños

Alegría y locuacidad, pero en lo más profundo sufrimiento, tristeza y aislamiento. Angustia, mentiras, ocultamiento de los conflictos internos, sufrimientos secretos.

Molestias dentales.

Crisis emotivas y pasajeras, con llanto.

Nerviosismo, enuresis nocturna.

En la adolescencia: crisis de desorientación, con pensamientos violentos y contradictorios.

Indicaciones terapéuticas psicoorgánicas

Trastornos funcionales en distintos órganos cuando nos encontramos dominados por fobias.

Poliuria, anuria y disuria unidas a pulsiones agresivas de frustración.

Dolores pélvicos masculinos en correlación con complejos de culpa causados por el onanismo.

Trastornos respiratorios en personas hipersensibles al clima, a las discusiones y a las diferencias familiares.

Neurosis cardíaca, arritmia, palpitaciones en pacientes alegres y atormentados.

Gastralgia y colon irritable en pacientes no dispuestos al diálogo ni al enfrentamiento.

Lumbalgias y dolores lumbociáticos repetitivos en las personas que se sienten humilladas y derrotadas.

Todos los problemas de los farmacodependientes y de los toxicómanos.

Características de la curación

Recuperación del equilibrio interior gracias al desarrollo del amor propio.

Capacidad de mostrar abiertamente los propios sentimientos más profundos y sinceros.

Disponibilidad al enfrentamiento, con espontaneidad, equilibrio y capacidad de trato.

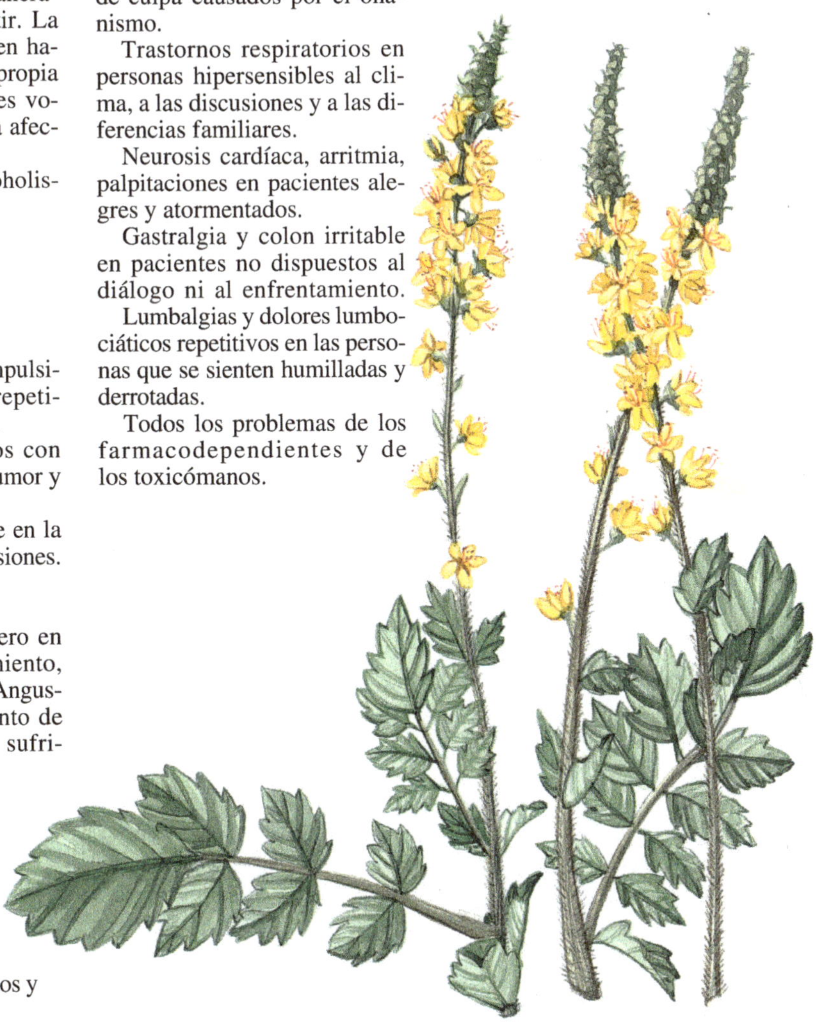

2. Aspen

Chopo tembloroso, Tremble, *Populus tremula*
Familia: *Salicaceae*

Origen: según una leyenda, la cruz de Jesucristo se construyó con la madera de esta planta, por lo que sus hojas se estremecen continuamente *(Populus tremula)*, en conmemoración de este acontecimiento.

Hábitat: terrenos pobres, frescos y profundos; zonas húmedas en los cursos de agua.

Distribución: Europa, Asia, Norte de África.

Planta: dioica; árbol de una altura de hasta 20 m; corteza plateada gris verdosa.

Hojas: ovales, cimbreantes, redondeadas, con bordes dentados y pecíolo largo.

Flores: amentos unisexuales que brotan en el mismo árbol; las masculinas son de color gris oscuro o gris verdoso en floraciones colgantes; las femeninas son de color rojizo, con amento piloso de 3 o 7 cm.

Frutos: cápsulas glabras con semillas algodonosas.

Floración y cosecha: en marzo y abril.

Método de preparación: se hierven las flores y las yemas de las hojas.

Generalidades

Esta flor cura a las personas dominadas por temores indeterminados, vagos y secretos. Se trata de miedos más o menos inconscientes por cosas desconocidas e imprevisibles, que provocan temblores de aprensión, similares al temblor de las hojas de este tipo de chopo que jamás ha cesado, incluso cuando no hay viento, desde la muerte de Cristo.

Las señales son similares a las del enfermo de miedos vagos. La naturaleza *medicatrix* las ha impreso en las hojas, en las flores y en el tronco del chopo. Las personas que temen a lo desconocido, que desean superar los miedos inconscientes y volver a su sensibilidad interior, se sienten atraídos por estos signos.

El tronco, sinuoso y pintoresco, evoca un paisaje crepuscular, poblado de sombras que se persiguen en la niebla de las llanuras de chopos temblorosos.

La sensibilidad de las personas que temen a lo desconocido es delicada y oscila entre el sueño y la realidad. Se dejan embaucar por la magia y la superstición; les gusta lo paranormal y lo esotérico.

Las flores colgantes provocan un miedo indefinible, suspendidas como están en el aire, como si tuvieran que caer de un momento a otro. Se respira un ansia de anticipación que provoca náuseas, sudores fríos, disnea, palpitaciones y temblores.

Las flores femeninas rojizas proporcionan al organismo equilibrio, recalentando la sangre y normalizando la cardiocirculación.

Las flores masculinas gris oscuro o gris verdoso transforman el temblor del miedo en coraje y conocimiento porque, muy a menudo, todo lo que no se está en grado de explicar claramente no es más que el juego de una imaginación demasiado fértil.

Las señales reflejan los estados negativos de un tipo característico (aprensión, angustia, miedo vago, presentimiento), pero también los positivos (razonabilidad, sentido práctico, escepticismo metódico), que después de haber tomado el remedio floral de Bach, vuelven a ser los principales protagonistas.

Síntomas negativos

Miedos vagos sin explicaciones y justificaciones posibles.

Espera ansiosa de acontecimientos imprevistos y negativos.

Obsesiones durante la noche y el día, con temor de hablar de ello a los demás.

Miedos sin causas conocidas, supersticiones demoníacas de todo tipo: inconscientes, ancestrales, a la oscuridad, a la mala suerte, a lo desconocido y a lo oculto.

Miedo obsesivo del más allá, de la enfermedad y de la muerte.

No hablar de los propios miedos por temor a no ser comprendidos.

Emotividad inactiva, introvertida, impulsiva, susceptible e inquieta.

Indicaciones psicoterapéuticas

Trastornos de ataques de pánico, con disnea, palpitaciones, vértigos, sensación de mareo, sentimientos de irrealidad y aprensión.

Trastornos de ansia generalizada con tensión motora, hiperactividad neurovegetativa, espera aprensiva, síntomas de vigilancia y alarma con hiperatención, irritabilidad, impaciencia, distracción e insomnio.

En los niños
Aprensión asociada a timidez y escasa locuacidad.

Miedo del «coco», de los fantasmas, de la magia y de quedarse solos. Necesidad de dormirse con la luz encendida y la puerta abierta. Miedo de la oscuridad, insomnio, pesadillas, enuresis nocturna.

Adolescentes que tienen miedo de crecer, de la menarquía, de la pubertad, a los que se les pone «la piel de gallina» por el miedo.

Indicaciones terapéuticas psicoorgánicas

Insomnio, sueño inquieto o intranquilo, sobresaltos en el primer sueño, despertar brusco.

Hiperhidrosis nocturna, sudores fríos, lipotimias, temblores, tics, sollozos.

Poliuria, tenesmo urinario, incontinencia por aprensión, miedo y terror.

Respiración difícil, irregular, superficial y jadeos de angustia.

Disfonía, ronquera, afonía, tos seca por ansia de anticipación.

Trastornos cardiocirculatorios por espera espasmódica de pruebas comprometedoras o por alusión a peligros, a argumentos o situaciones conflictivas.

Disfagia esofágea, orofaringea-psíquica, globosa o histérica. Dolores o trastornos abdominales por aprensión, temor, miedo y terror. Dolores y trastornos gastro-abdominales con participación del plexo solar.

Estipsis aguda y crónica por ansiedad o angustia hipocondríaca.

Trastornos neurológicos de la movilidad y del equilibrio, pérdida de la coordinación y vértigos.

Trastornos de la sexualidad femenina y masculina por aprensión, espera y miedo.

Características de la curación

Disminuye la aparición de la angustia sin motivo.

Se disuelven las sombras de la imaginación.

Se mira con coraje hacia lo desconocido, para afrontarlo cara a cara.

Se ha alcanzado la capacidad de entender el misterio de la vida y de aceptarlo.

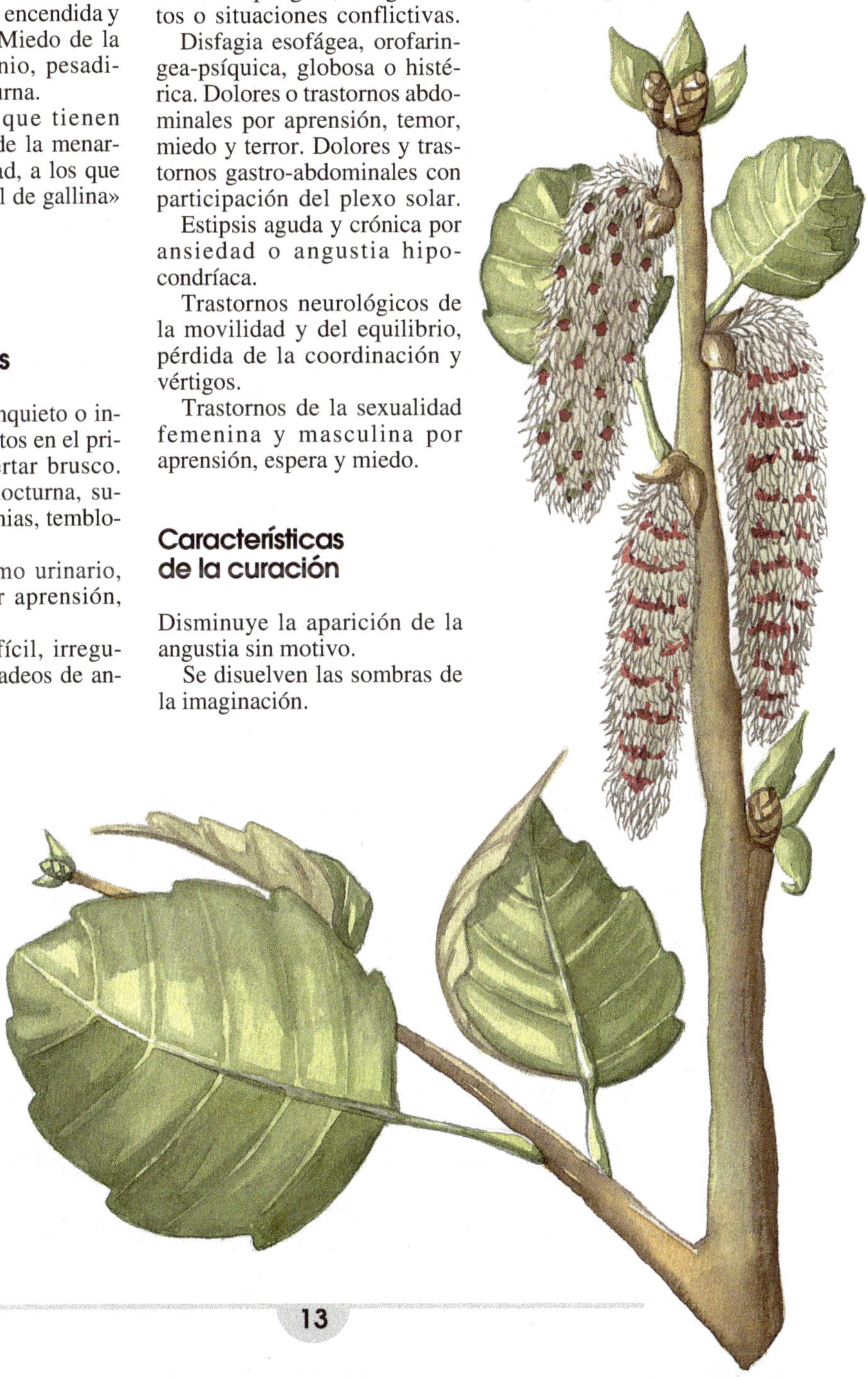

3. Beech

Haya roja, Hêtre, *Fagus silvatica*
Familia: *Fagaceae*

Origen: apareció en Europa, en la era terciaria, cuando el clima de la tierra se enfrió. La haya fue considerada como un árbol sagrado por las poblaciones celtas. Desde el 1672 se practica el culto de la Virgen de la Haya, en Castelluccio (Bolonia).

Hábitat: zonas alpinas entre los 1.000 y los 1.600 m y de los Apeninos hasta los 2.000.

Distribución: se encuentra en toda Europa, excepto en la Escandinavia septentrional.

Planta: árbol de bosque muy alto, de hasta 40 m; tronco erguido y con ramas; gran copa oval; corteza gris clara, ramas grandes y rectas.

Hojas: caducas, alternas, en punta; brillantes en los dos lados, de color mayoritariamente verde oscuro, algunas verde claro; pilosas en los nervios más grandes y de bordes ondulados.

Flores: sin pedúnculos y espinosas; pecioladas las masculinas, de color amarillo verdoso o rojo verdoso; colgantes y esféricas las femeninas, verdes.

Frutos: hayucos, con aquenio triangular, con cuatro valvas y dos frutos.

Floración y cosecha: entre marzo y abril.

Método de preparación: hervir las flores con ramas y hojas.

Generalidades

Esta flor es apropiada para todas las personas hipercríticas, intolerantes con los demás e incapaces de ver y apreciar el lado bueno de la vida y que no ayudan nunca a nadie, ni conocen la compasión ni la solidaridad.

Las señales de Beech reflejan los estados negativos de las personas hipercríticas e intolerantes, pero también ofrecen la posibilidad de hacer emerger los positivos, como la capacidad de ver belleza y bondad en lo que nos rodea, volviéndonos de esta forma más comprensivos con los demás y más tolerantes. No es fácil que estas personas arrogantes cambien su carácter para mejorar sin curarse sistemáticamente con este remedio floral. Tienen que sensibilizarse, fascinarse por las medidas majestuosas del árbol gigantesco, erguido, muy ramificado y que parece encarnar la voluntad de potencia de un dictador cuyo único fin es el de someter a las masas a sus propias ideas.

Las características formales y cromáticas de las flores confirman la capacidad del haya roja de cambiar la intolerancia y la arrogancia en comprensión humana inteligente.

Las flores femeninas tienen una forma esférica que cuelga hacia abajo, para absorber la forma de pensar y de actuar de aquellos que (así se cree) viven de forma equivocada.

El color verde asegura la regeneración primaveral a aquellas personas hipercríticas e intolerantes.

Las flores masculinas reflejan la ambición de recorrer nuevos caminos, característica de las personas escrupulosas, indulgentes y tolerantes con los defectos ajenos.

En el horizonte cromático del Beech predomina el verde. Puede indicar agilidad mental al transformarse para mejorar, en una persona escrupulosa, con autoestima, en sus aspectos positivos, dejando atrás aspectos negativos como la arrogancia, el autoritarismo, el dogmatismo, la intolerancia y la sobrevaloración de sí mismo.

Síntomas negativos

Preocupación enorme y no siempre altruista por el bienestar ajeno.

Excesivo sentido crítico, censura sobre los defectos de los demás. Intolerancia idealizada con la convicción de beneficiar al prójimo.

Disgusto causado por no ver en las personas mayor belleza y bondad; pero, tal vez, encontrar algo bueno en todo lo que parecería equivocado.

Actitud intolerante en todo aquello que se refiera a cuestiones ideológicas. Falta de objetividad a causa del extremismo de las posiciones asumidas.

Convicción de la necesidad de ser rígidos y de que el fin justifica los medios, cuando se tiene que ayudar a los demás a eliminar los propios defectos.

Orgullo asociado a la arrogancia para imponer los propios prejuicios.

Seco rechazo a reconocer las propias culpas incluso si son documentadas.

Poner en duda la lealtad de los demás para demostrar que se tiene siempre razón.

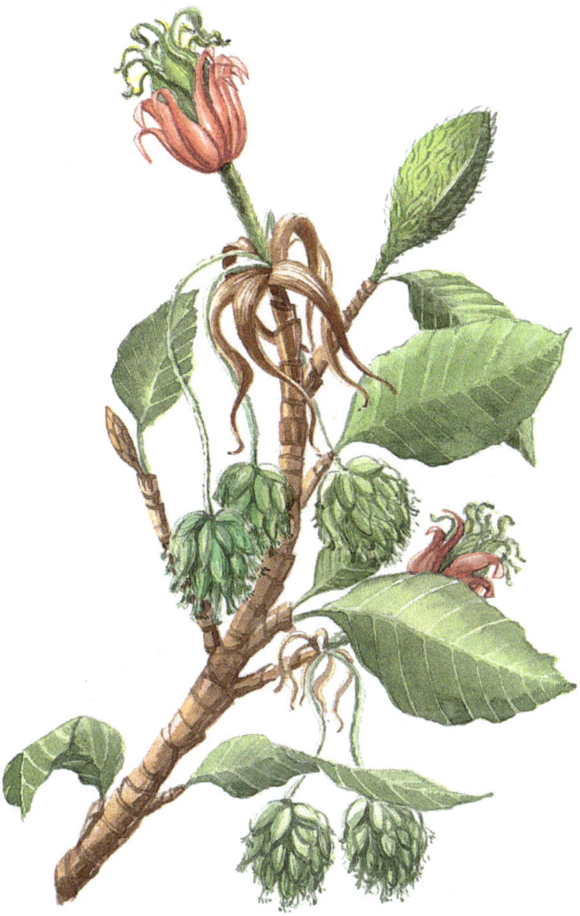

Indicaciones psicoterapéuticas

Trastorno paranoico de personalidad, con sospecha y desconfianza en la gente, celos patológicos, sectarismo al justificar con documentación probada la validez de las propias convicciones, descuidando el contexto general.

Trastorno narcisístico con exageración de las propias capacidades y también de las posiciones alcanzadas intelectual o económicamente.

Exhibicionismo paradójico y persistente de la propia «imagen».

Búsqueda constante de atención y de admiración por parte del prójimo.

En los niños
Tendencia a las peleas y prepotencia con los compañeros pero inculpan siempre a los demás y persisten en criticarlos con petulancia por cobardía.

Ira desproporcionada a la causa; alternancia entre los morros y el descontento.

Indicaciones terapéuticas psicoorgánicas

Trastornos dispépticos distintos, encuadrables en la pequeña insuficiencia hepática.

Úlcera péptica gástrica-duodenal causada por una autolesión de índole psicosomática.

Éxtasis hepato-portal, estipsis, hemorroides, trastornos biliares causados por la hipocondría.

Trastornos de las arterias, de las pequeñas arterias, de los capilares y de las venas.

Espasmos circulatorios, trastornos arterioscleróticos periféricos y esclerosis mental.

Trastornos del aparato locomotor por rigidez articular psicosomática.

Tenesmo urinario, micción difícil por aprensión subconsciente.

Trastornos de la sexualidad femenina y masculina por desconfianza propia.

Características de la curación

Adquisición de una óptica más tolerante y afectivamente válida en las relaciones humanas.

Adquisición de indulgencia y tolerancia por los errores ajenos cometidos de buena fe.

Capacidad de identificarse con los demás y de dejarlos hablar sin contradecirlos.

Lucidez mental en la valoración de los aspectos negativos y positivos de un problema.

4. Centaury

Centaurea (Blondina), Centaurée, *Erytraea centaurium*
Familia: *Gentianaceae*

Origen: crece espontáneamente en los prados y pastos de toda España; se utiliza terapéuticamente con buenos resultados. Su nombre legendario indica tanto gran valor como su utilización por el centauro Quirón para curar el talón de Aquiles.

Hábitat: lugares verdes, frescos y húmedos; terrenos arenosos y calcáreos; bordes de la carretera, pastos aislados por debajo de los 1.000 m; claros de los bosques montañosos; bosques rasos.

Distribución: Europa, Norte de África, América del Norte, Asia.

Planta: herbácea, anual, con raíces fusiformes; tallo de 40 cm de altura pero, según las circunstancias ambientales, de 5 a 30 cm con roseta de hojas en la base.

Hojas: ovales y pequeñas en la base, en forma de roseta, y lanceoladas en las ramas.

Flores: pequeñas, con forma de estrella de cinco pétalos; floración en corimbo, en mazo, en el borde del tallo, de color rosa o rojo púrpura.

Frutas: cápsulas de las que sobresalen pequeñas semillas.

Floración y cosecha: entre mayo y septiembre.

Método de preparación: infusión solar de las flores y de los brotes.

Fitoterapia: amplia disponibilidad terapéutica en herboristerías y en la cocina.

Generalidades

Se trata de una flor muy apropiada para las personas tímidas, pasivas, dóciles y sumisas, así como para aquellas que intentan sentirse importantes, buscan cobijo y desean dar el máximo de sí mismas a los demás. Los niños no crean problemas a los padres y ayudan a sus compañeros que se aprovechan de forma egoísta obligándoles a hacer los deberes y apoderándose de sus cosas.

La naturaleza *medicatrix* ha impreso este comportamiento en las señales de una flor herbácea, Century, capaz de transformar la hipersensibilidad a las influencias y a las ideas ajenas en afirmación de uno mismo, reequilibrio emotivo, recuperación de la fuerza de voluntad y capacidad para valorar las propias exigencias. Las flores rosas y púrpura aportan un gran equilibrio emocional. Ser sensible al lenguaje de los colores es una característica de estas personas, cuyo ánimo delicado tiende a sacrificarse por los demás. El color rosa puede simbolizar dulzura, feminidad, sumisión y altruismo; expresa el deseo de perfeccionarse espiritualmente y el empuje hacia la armonía. El color púrpura, lleno de vigor energético, recoge la disponibilidad y la necesi-dad de activación energética del color rosa. El bajo fondo está siempre relacionado con la inmadurez afectiva de la adolescencia, asociada a la inestabilidad emocional. Pero el resultado del encuentro entre el rosa y el púrpura asegura a la persona tímida y servicial la posibilidad de autorrealizarse. La autorrealización permite una colaboración equilibrada con los demás, de igual a igual, manteniendo intacta la propia personalidad y sin perder de vista la misión específica asumida en la vida que es la de ayudar a los demás.

Síntomas negativos

Necesidad exagerada de ayudar a los demás aun sabiendo que se va a salir perdiendo.

Deseo de secundar a los demás, hasta el punto de convertirse en servidores.

Carácter que empuja a hacer el trabajo ajeno descuidándose sensiblemente uno mismo.

Primacía de las opiniones y las exigencias de los demás.

Evitar las discusiones y las peleas por sumisión a los demás y por miedo.

Privarse de cualquier alegría por no querer razonar según los propios criterios.

Apoyarse en caracteres más fuertes y prepotentes por oportunismo y generosidad.

Acabar siempre humillados, ofendidos o explotados.

Indicaciones psicoterapéuticas

Obsesión patológica de ser inferior a los demás, con los que la persona se compara continuamente.

Frustración y complejo de inferioridad en las personas que sufren los deseos ajenos.

Masoquismo que se oculta en la emotividad de la persona que quiere complacer a sus superiores o que esconde cargas de agresividad sexual reprimida.

Trastornos neuróticos depresivos con sensación de inadaptación social.

Comportamientos histriónicos para atraer la atención de los demás.

Malestares que desembocan en un complejo de mártir en el que la persona piensa que se sacrifica por todos, tanto en la familia, como en el trabajo.

En los niños
Docilidad y obediencia excesivas.

Complejo de inferioridad o de sumisión respecto a los compañeros de clase.

Hipersensibilidad vanidosa a los elogios, buscados con la obediencia.

Poca conflictividad, para conseguir de esta manera el elogio de los adultos.

Pasividad y abulia.

Indicaciones terapéuticas psicoorgánicas

Enfermar fácilmente sin una razón aparente.

Rostro cansado, con ojeras, especialmente si el paciente sufre de anemia o de trastornos renales.

Trastornos cardíacos, taquicardia y frenesí al obedecer a los demás.

Gastritis, dispepsia, colon irritado por la sumisión complaciente a los demás, especialmente si se trata de superiores o de compañeros de trabajo.

Dolores vertebrales dorsales y lumbosacros por ansia frenética de servir a los demás.

Dolores en el raquis a causa de una inclinación excesiva en beneficio de los demás.

Agotamiento, sentimiento de cansancio crónico en personas sobre las que se carga la obligación de asistir a familiares discapacitados o inválidos.

Características de la curación

Se nos convence de que es necesario pensar, primero, en nosotros mismos, satisfacer las propias exigencias y servir al prójimo después. La autorrealización nos devuelve la vitalidad perdida. Con el triunfo de la propia voluntad se recupera el gusto de disfrutar de la vida.

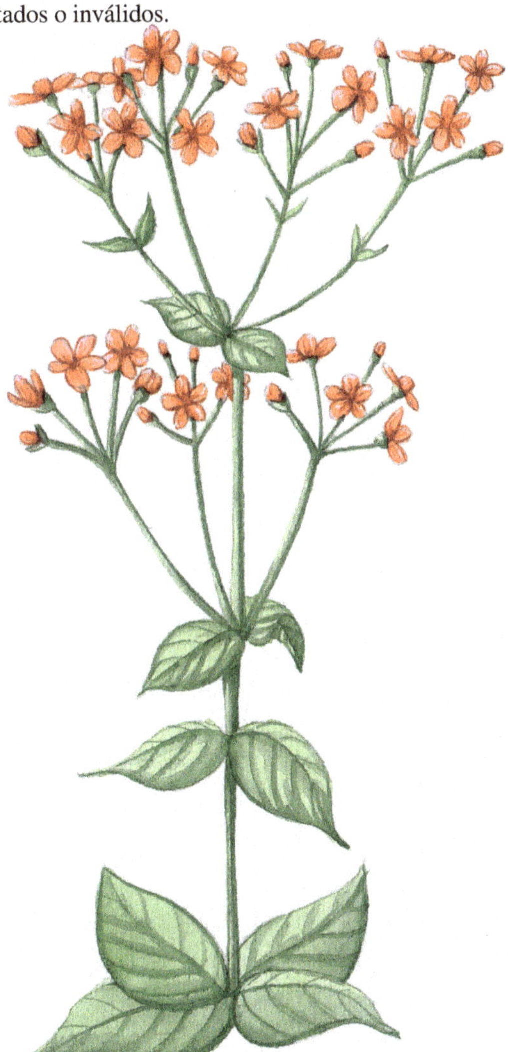

5. Cerato

Plumbago, Plumbago, *Ceratostigma wilimottiana*
Familia: *Plumbaginaceae*

Origen: Himalaya, Tíbet, China, África.

Hábitat: zonas templadas, terrenos pobres pero soleados.

Distribución: en Europa crece tan sólo si se la cultiva, y a ser posible en un jardín.

Planta: arbusto perenne, de 60 a 150 cm de alto; la variedad *Capensis* es trepadora y puede alcanzar una gran altura; crece en casa y en los balcones.

Hojas: oblongas afiladas, formando una espátula en su unión con el tallo y agrupadas en hojitas.

Flores: gamopétalas en la base divididas en 5 pétalos de color azul oscuro con matices violetas; reunidas en racimos terminales con corola tubular.

Frutos: cápsulas.

Floración y cosecha: entre julio y septiembre.

Método de preparación: infusión solar de las flores.

Generalidades

Esta flor es adecuada para las personas que se dejan dominar por la incertidumbre y la indecisión. Para aquellos que, no confiando en sí mismos, buscan consejo en los demás y a cuyas decisiones se refieren en todo, en cuerpo y alma. A menudo se deshacen de él con consejos dados sin prestar atención o interesados.

Según los rasgos que lo distinguen, el remedio floral Cerato asegura la capacidad de reequilibrar la forma de razonar de quien no se fía de su propia voz interior y se confía de forma totalmente irresponsable de los consejos de los demás.

Este arbusto trepador, que crece sólo si se cultiva, se corresponde en el reino vegetal con aquellas personas inciertas que se mueven únicamente si se les da la mano.

Las hojas oblongas y afiladas ponen en evidencia un aspecto positivo de las características de la planta (y de la persona indecisa): una neta potencialidad de intuición interior sobre la cual pueden contar para moverse por propia voluntad.

Las flores azul oscuro, con matices violetas, nos recuerdan el color del cielo cuando presenta tonalidades que nos devuelven a la interioridad espiritual de quien quiere vivir como una persona libre, autónoma y responsable de sí misma. En la interioridad se mueven, de hecho, el inconsciente, el subconsciente y la intuición.

Observar, analizar, meditar y reflexionar sobre los propios problemas en lugar de actuar según los consejos ajenos, tiene que ser el punto de partida para recuperar el equilibrio psíquico.

Las características figurativas del arbusto de hoja perenne, trepador, de grandes trazos, redondos, anchos y relajados, indican la seguridad de una marcha activa y no pasiva en las relaciones interpersonales y en el ambiente externo.

El color verde de la planta, asociado al azul violáceo de las flores, garantiza una realización armónica de proyectos ambiciosos, organizados con energía y criterios personalizados, pero sin privarse de la colaboración de los demás.

Síntomas negativos

Inseguridad asociada a un carácter sugestionable.

Menosprecio causado por la carencia de iniciativa en las decisiones.

Recurso persistente y reiterado al consejo de los demás, incluso para consultar banalidades.

Dependencia de las convenciones sociales o de las supersticiones y del mundo mágico.

Mitomanía, histeria, desasosiego, extravagancia, volubilidad.

Tensión emotiva, preocupación obsesiva, pusilanimidad, sentimentalismo.

Pereza de carácter, ausencia de motivaciones, apatía y actitud amorfa.

Comportamiento cohibido, lento y con ausencia de sentido práctico.

Actitud literalmente similar al de las personas que le rodean.

Indicaciones psicoterapéuticas

Confusión mental, especialmente en las personas ancianas.

Reducción del movimiento psicomotor, depresión, introversión excesiva.

Escasa estima de uno mismo porque se duda del propio juicio, se admira demasiado a quien sabe lo que quiere y se delega en los demás lo que se tiene que hacer.

Falta o carencia de capacidad de concretar las decisiones y también de sentido práctico.

Comportamiento voluble incluso en el cuidado de la propia salud porque se siguen los consejos de todo el mundo, sin ningún sentido crítico.

Falta de concentración mental a causa de la falta de confianza en uno mismo.

En los niños

Retraso en el desarrollo psicofísico o mental. Incertidumbre motora y falta de decisión.

Dificultad de aprendizaje; corrección continua de lo que ya se ha hecho y que resulta erróneo.

Situaciones de agitación motora persistente por excitabilidad excesiva, dependiente de la incapacidad de trabajar solos para superar las dificultades escolares.

Indicaciones terapéuticas psicoorgánicas

Trastornos de la movilidad, del equilibrio y de la coordinación del movimiento a causa de la inestabilidad del carácter y de la incertidumbre meditativa y reflexiva.

Disfunciones de las estructuras sensoriales; miopía y otros trastornos de la vista y del oído causados por la incapacidad o la ignorancia de las decisiones que se han de tomar.

Hipertensión arterial, palpitaciones y taquicardia.

Estados asmáticos que están relacionados con la incapacidad de actuar por sí solos.

Trastornos cerebrales, neurológicos y mentales por falta de autocontrol sobre las actividades que dependen del cerebro y de la cardiocirculación.

Insomnio por excitación nerviosa en el momento de tomar las decisiones.

Alteraciones de la rutina diaria debidas a la indecisión.

Características de la curación

Con la recuperación de la autonomía interior que se había perdido o que no se había poseído nunca, se adquiere o se consigue de nuevo una equilibrada seguridad en la gestión de las propias cosas.

En situaciones de emergencia o difíciles, no faltará nunca el coraje y la coherencia en las decisiones al sostener con fuerza consciente las propias razones y en el defender con todas las fuerzas las propias opiniones personales.

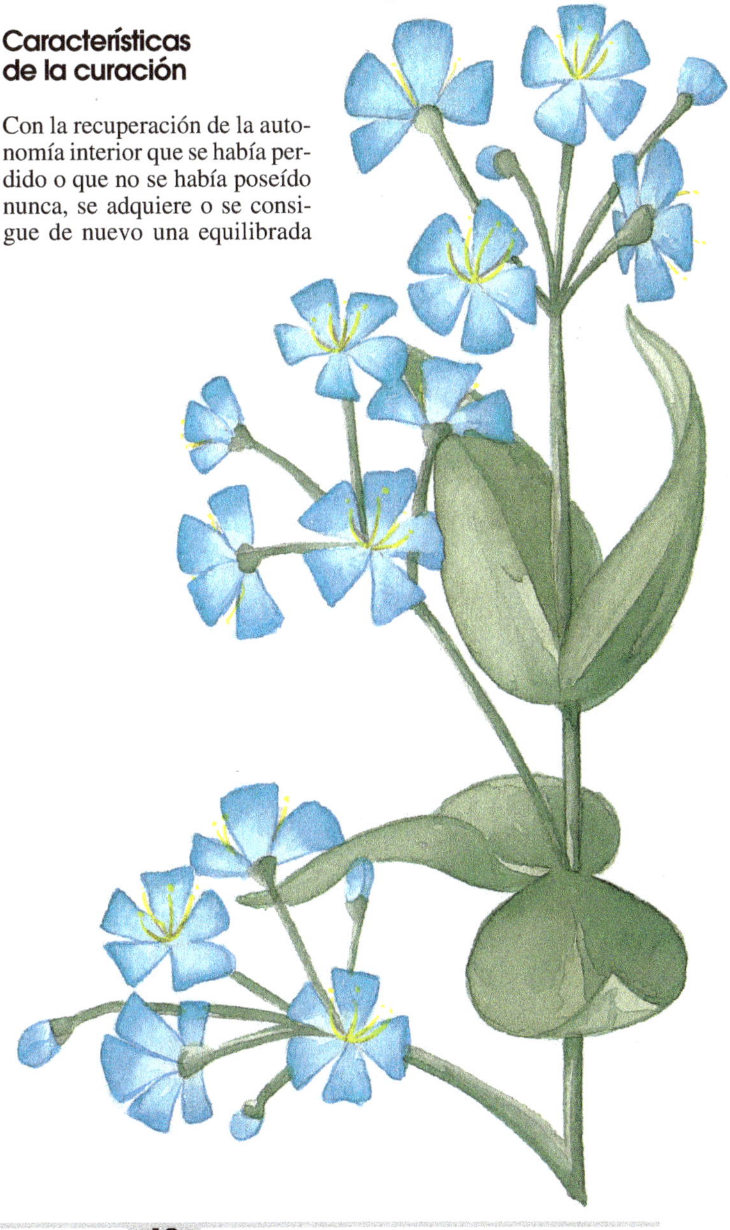

6. Cherry Plum

Cerezo, Prunus, *Prunus cerasifera myrabolana*
Familia: *Rosaceae*

Origen: península balcánica y Asia central.

Hábitat: terrenos áridos y calcáreos.

Distribución: Asia, Europa.

Planta: variedad de ciruela; árbol de unos 7-8 m de altura; copa abierta y densa; corteza negra amarronada; a menudo no es más que un arbusto.

Hojas: elípticas de tres o cuatro centímetros de largo, borde aserrado, alternas, rojo oscuro.

Flores: pequeñas, estrelladas, blancas, aisladas, solitarias y de cinco pétalos.

Frutos: globosos, surcados por un lado, aplanados, amarillos rojizos, con la pulpa amarillenta y jugosa, adherida al hueso, ácida y comestible.

Floración y cosecha: entre febrero y abril.

Método de preparación: se deben hervir las ramas floridas.

Generalidades

Esta flor es apropiada para aquellas personas que sufren crisis de pánico y temen enloquecer.

La condición menos grave es la de tener la mente excesivamente cansada. La condición más grave es la de perder la razón, la de hacer cosas terribles, cosas no queridas, equivocadas; cosas que no se quieren hacer pero que vuelven a la mente continuamente, de forma obsesiva y que en cierta manera nos invitan a hacerlas.

Es necesario hacer desaparecer los malos pensamientos, relajarse, dejarse ir interiormente, desarrollar la lucidez, enjaular los impulsos.

Estos accesos de pánico, que luego curará la Cherry Plum con su quintaesencia floral, están simbolizados en las señales de este árbol de copa abierta y de flores blancas esteladas que traen consigo la certeza de la primavera, el inicio de un nuevo gran ciclo de renovación interior.

El color blanco expresa alegría y pureza, induce en el ánimo una fuerza psíquica benéfica que tiene el poder purificador de disolver las fuerzas destructivas.

Esta planta, donde el clima lo permite, es el primer árbol que florece después del invierno. Sus capacidades terapéuticas permiten controlar las tendencias negativas y convencerse de que no se es nunca tan malo ni violento ni se está tan desquiciado como para cometer actos terribles contra uno mismo o los demás.

Las personas que son similares y sensibles a las señales de esta planta se curarán, con el elixir floral, de los accesos de pánico, así como la melancolía, el pesimismo y el desaliento que pueden hacerlo deslizar hacia una lenta locura. Advertirán con alegría cómo se disuelven interiormente las fuerzas destructivas, que se debatían en la cabeza hasta el espasmo, para mutilar la razón y dirigirla inerte a la deriva.

Por lo tanto, el cerezo, con sus señales negativas y positivas, un árbol solitario de copa abierta repleto de numerosas flores blancas y solitarias, asegura una sana adaptación a la realidad cotidiana así como un alejamiento del mundo de las tinieblas y de esos campos de consciencia en los que nos acosan imágenes mentales obsesivas.

Síntomas negativos

Miedo extremo de perder el control de la razón y de la situación.

Miedo agudo de convertirse en un loco violento y brutal.

Miedo de dañar a los familiares, los amigos y a uno mismo.

Miedo de tener ataques de cólera y agredir a otras personas.

Miedo violento de cometer algo terrible contra la propia voluntad.

Miedo de golpearse la cabeza en momentos de fuerte tensión.

Estar sobre ascuas, y sentir que todo puede venirse abajo en cualquier momento.

Vivir obsesionado con el mal, pensando que el suicidio es la única solución para escapar de él.

Exasperación agresiva y compulsiva, muchas veces provocada por la necesidad de liberar la energía reprimida.

Indicaciones psicoterapéuticas

Estados de ansiedad con ataques de pánico y sensación de estar a punto de volverse loco.

6. Cherry Plum

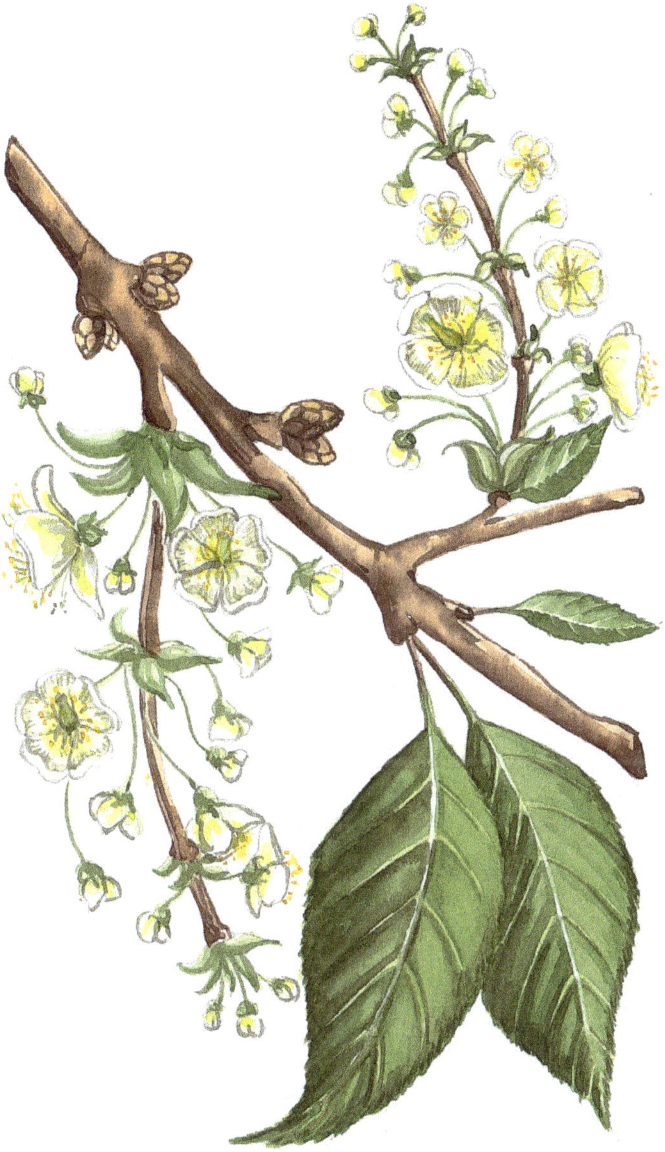

En los niños
Ira, fobias, manías; imprevisibilidad de sus reacciones.

Autolesiones y arranques de ira incontrolada.

Histeria y agresividad exacerbada (gritos, golpes, esputos).

Hipercontrol, balbuceos, enuresia nocturna, bloqueo motor o diarrea.

Resistencia a ir a la escuela después de haber recibido una riña de un profesor.

Indicaciones terapéuticas psicoorgánicas

Cardiopatía funcional por carencia de afecto hacia los familiares o el prójimo.

Trastornos de la circulación por calma aparente y agresividad.

Trastornos hepatobiliares por arrogancia asociada a miedo de ser aplastado.

Tenesmo e incontinencia de la vejiga y del ano por fuerte autocontrol, para reprimir pulsiones inconscientes compulsivas a cometer actos temerarios.

Acné, afonía, disnea, temblores, neuritis, estipsis, alergias, alopecia, caspa, caída del cabello y convulsiones epilépticas causadas por un excesivo autocontrol.

Impulsos incontrolables que obligan a gritar y a golpear la mesa.

Ansiedad generalizada, con descoordinación motora.

Hiperactividad provocada por una espera obsesiva.

Desconfianza, sospecha y alarma, con trastornos neurovegetativos.

Trastornos obsesivo-compulsivos, con pensamientos repetitivos de violencia (por ejemplo, pensar en matar al propio hijo) o de estar contaminados (creer haberse infectado tocando algo) o de duda (preocuparse de forma obsesiva por un posible daño).

Sensación de senilidad prematura o de demencia inesperada.

Características de la curación

Desaparición de los malos pensamientos, adquisición de lucidez mental y de decisión.

Recuperación de la capacidad de liberarse y relajarse normalmente.

Los impulsos negativos ceden paso a los positivos, reactivando la potencialidad energética general de la actividad psicofísica.

7. Chestnut Bud

Yema de castaño de Indias, Bourgeons de marronier, *Aesculus hippocastanum*
Familia: *Hippocastanaceae*

Origen: Cáucaso, Europa oriental. Introducido en Europa a finales del siglo XVI.

Hábitat: jardines y parques europeos.

Distribución: Europa.

Planta: gran árbol de hojas caducas muy ramificado que alcanza los 35 m de alto.

Hojas: opuestas con largo pecíolo; palmeadas, digitadas y con el borde dentado.

Flores: inflorescencias en candelabro; corola blanca, de centro rojo o amarillo o amarillo oscuro.

Frutos: cápsulas ovoides y puntiagudas que contienen entre 1 y 4 semillas parecidas a las castañas.

Floración y cosecha: entre abril y mayo.

Método de preparación: hervir ramas con las yemas.

Generalidades

Esta flor es apropiada para todos aquellos que, no consiguiendo elaborar en la vida cotidiana las experiencias ya realizadas, tropiezan repetidamente en los mismos errores.

Ellos mismos son los primeros sorprendidos cuando, en realidad, sería suficiente un poco de atención para aprender como comportarse en determinadas ocasiones, incluso observando y recordando cómo se comportan los otros en situaciones similares. Esta actitud, que podríamos definir como de persona distraída o negligente, depende del hecho de que estas personas no se sienten interesadas en lo que pertenece al presente. Por esta razón no obtienen ventajas con la experiencia cotidiana ni a través del ejemplo ajeno.

Chestnut Bud tiene el poder de volver a llevar hasta un comportamiento más atento a las personas que no poseen la capacidad de atención y de memorización o a los que son presurosos y superficiales.

Las señales de Chestnut Bud y de la persona incapaz de poner de acuerdo el propio mundo interior con la concreta realidad de su existencia son similares. A este árbol grande y grueso, pero de frutos un tanto decepcionantes, no le faltan las buenas intenciones y cualidades muy apreciables. Los frutos, que se parecen a las castañas *(Castanea sativa)*, no son comestibles, pero se utilizan en terapia por sus sustancias farmacológicas (tanino, glucósidos, vasoconstrictores, analgésicos).

La yema, como se ve en la ilustración, es la mejor parte de la planta. Encierra en sí flores y hojas, así como la energía potencial para aprender, recordar y repetir, permitiendo guardar como oro en paño las experiencias vividas. La apertura primaveral de la flor blanca, manchada de rojo o de amarillo, nos ofrece un espectáculo maravilloso de fuerza benéfica, que anula la pereza mental, la distracción unida a la prisa o a la superficialidad y la excesiva despreocupación.

El blanco unido al rojo es señal de transformación, inicio de vida nueva. Se observa la calidad concreta, viva y alegre de la realidad presente que no puede ser descuidada o ignorada porque encierra en sí misma todos los aspectos de la existencia.

El blanco unido al amarillo proporciona vivacidad a la intuición mental, que se transforma en movimiento concreto. Infunde optimismo, magnetismo positivo, apertura hacia objetivos positivos y generosos, eliminando sus caracteres opuestos, como el orgullo, el pesimismo, la introversión, los celos obsesivos y la traición.

Síntomas negativos

Dificultad de atención, observación, memorización en general y respecto a lo que nos rodea cada día.

Recaída en los mismos errores sin la convicción de equivocarse de vez en cuando.

Impulsividad, sobrecarga de trabajo, superficialidad.

Distracción, falta de concentración persistente.

Eretismo sensorial, agitación, respuestas reflejas bruscas.

Gran dinamismo y dispersión.

Ánimo caprichoso y voluble.

Indicaciones psicoterapéuticas

Superficialidad, distracción y falta de atención.

Trastorno esquizoide de personalidad, con frialdad e indiferencia emotiva, ausencia de sentimientos cálidos y tiernos para con las otras personas.

Indiferencia ante las alabanzas, las críticas o los sentimientos de los demás.

En casos muy graves, autismo, ruptura de la relación con la realidad; incapacidad de comunicarse con otras personas.

En los niños

Fracaso escolar provocado por una cierta dificultad en el aprendizaje.

Distracción en el transcurso de los juegos; indiferencia; incapacidad de observación.

Hablar en lugar de escuchar o distraerse fácilmente cuando se escucha.

Olvidar siempre las mismas cosas, realizar los mismos errores en los deberes.

Fingir estar atentos en clase, pero estar distraídos.

Desorientación emotiva y mental. Retraso en el desarrollo psicofísico normal, provocado por un posible nacimiento prematuro.

Autismo infantil (falta de reacción al entrar en relación con otras personas).

Indicaciones terapéuticas psicoorgánicas

Tendencia a recaer en las mismas enfermedades por desinterés o apatía.

Propensión a descuidar los propios trastornos no sabiendo cómo poner remedio.

Enfermedades crónicas provocadas por la desidia.

Miopía, debilidad de la vista o del oído en las personas reacias a no ver o a no escuchar la verdad cuando se les ofrece la ocasión.

Cefaleas, neuralgias, tics nerviosos y sollozos provocados por algún elemento o persona familiar.

Desórdenes motores y de la coordinación en una persona mentalmente inestable y distraída.

Pérdida del habla después de una crisis súbita (en cuyo caso la administración deberá ser inmediata).

Dolor de estómago, ardor y digestión laboriosa en las personas que insisten en comer los mismos alimentos.

Úlcera duodenal.

Dificultad de control de los esfínteres, tenesmo, incontinencia.

Características de la curación

La persona vuelve a interesarse por el mundo real, atesorando la experiencia obtenida a través de la observación atenta y reflexiva del comportamiento de otras personas.

Dinamismo e iniciativa a la hora de acabar un trabajo, sin esperar la ayuda de los demás.

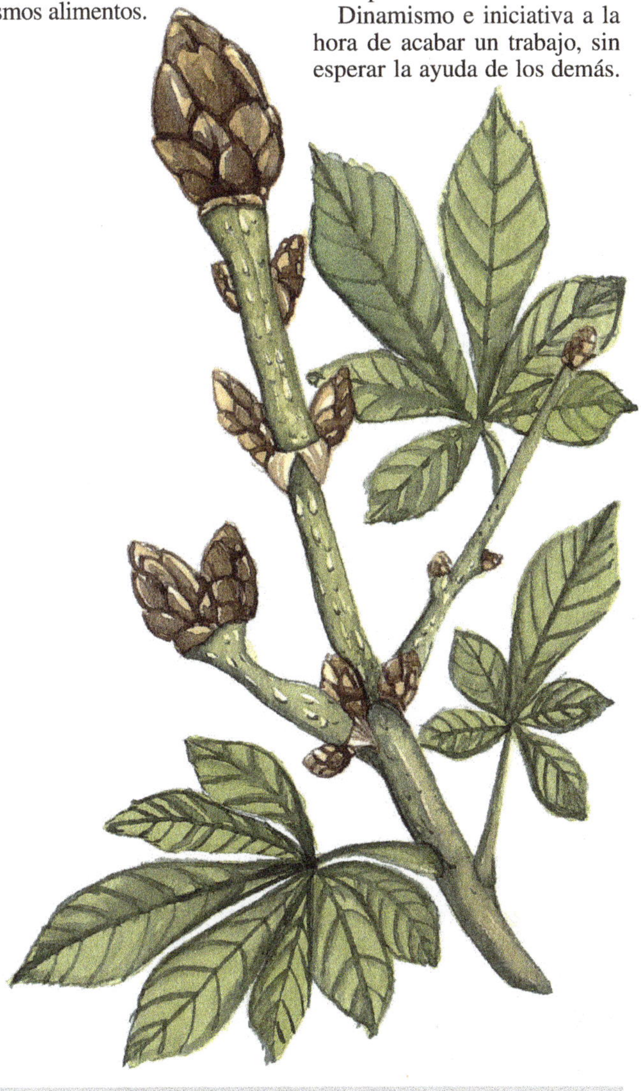

8. Chicory

Achicoria silvestre, Chicorée, *Chicorium intybus*
Familia: *Compositae*

Origen: Eurasia, África del Norte.

Hábitat: terreno arcilloso y pedregoso, lugares con hierba, prados, campos secos, declives y cerca de los muros. En definitiva, un poco por todas partes.

Distribución: zonas templadas de Europa, África noroccidental, Asia occidental.

Planta: herbácea perenne muy frecuente; altura entre 20 y 30 cm; gamopétala; las flores se abren a las 6 de la mañana y se cierran al mediodía.

Hojas: en rosetas, de lóbulos estrechos, lanceoladas y dentadas, de color verde apagado.

Flores: de color azul fuerte, y a veces pálido, son liguladas, en forma de estrella, y nacen de cortos pecíolos axilares, presentando estambres púrpuras.

Frutos: aquenios, normalmente sin papo.

Floración y cosecha: de junio a octubre.

Método de preparación: infusión solar de las flores.

Generalidades

Esta flor es apropiada para los que se interesan demasiado por las necesidades de los demás: se preocupan por los familiares y los amigos y encuentran en ellos siempre algo que no está bien. Critican lo que les parece que está mal y disfrutan al poder poner las cosas en su sitio. Son posesivos, entrometidos y consideran que los demás son de su propiedad.

Reconocerse en esta categoría de personas y encontrar el remedio adecuado es muy fácil. La achicoria, a juzgar por los rasgos que imprime su naturaleza *medicatrix*, es similar a ellos. Se creen que son indispensables e insustituibles. Esta planta herbácea se ha utilizado durante siglos como verdura y forraje. Tiene un periodo de floración muy largo y una fuerza de crecimiento increíble.

La flor azul fuerte expresa desinterés, abnegación y espiritualidad. Se la puede definir como un ángel con el corazón de oro que vigila para ayudar a los demás.

En las personas que se interesan por las cosas ajenas, el azul elimina o atenúa lo que se podría considerar como impuro, posesivo, deshonesto, intrigante, infeccioso o séptico. Equilibra el efecto de los estambres, cuyo color púrpura simboliza el egoísmo que pueden esconderse en un amor desinteresado.

El verde de las hojas, símbolo de la Madre Tierra, salvará a la mujer excesivamente maternal y protectora de convertirse en una persona posesiva. El verde significa autoestima, autenticidad y fidelidad en las convicciones (en sus aspectos positivos), así como presunción pasada de moda y orgullo (en los negativos).

En la sustancia positiva, contenida en forma de potencia energética en el remedio floral de Bach, se realiza el aspecto auténtico del altruismo espiritual, el amor verdadero, oblativo, desinteresado, sin condicionamientos ni reservas mentales.

Síntomas negativos

Intromisión en la intimidad de los demás.

Narcisismo egoísta disfrazado de altruismo. Intolerancia, autoritarismo y posesividad.

Avidez, codicia de poder, tendencia a ser opresivo, a dominar a los demás, a sofocar cualquier atisbo de autonomía y de libre iniciativa.

Ganas de gustar a los demás y de ser indispensables.

Egocentrismo entrometido, quisquilloso, suspicaz y puntilloso.

Victimismo tiránico para ser obedecidos incluso en contra de su voluntad.

Indicaciones psicoterapéuticas

Estados de emotividad hiperesténica, violenta, pretenciosa, vanidosa, hipercrítica, despectiva, ruidosa y colérica.

Necesidad de mostrarse excesivamente simpáticos y afectuosos, no sin cierto exhibicionismo.

Trastornos histriónicos con intentos de atraer la atención sobre sí mismo.

Victimismo exacerbado, llegando casi a la autocompasión.

En los niños
Irritabilidad o mal humor que sólo desaparecen si se les acuna o se les da de comer.

Llanto en situaciones de soledad.

Hiperactividad a la hora de exigir atención. Cuando la consigue, el niño se calma por completo.

Querer jugar con otros niños incluso si estos no quieren.

No aceptar en los juegos la compañía de otros niños.

Utilizar la enfermedad como medio de chantaje para mandar a su gusto.

Indicaciones terapéuticas psicoorgánicas

Disnea, unida a tensiones neuróticas en personas altruistas y posesivas.

Tos seca, ronca, estridente y persistente. Crisis de asma bronquial con disnea sibilante causada por el orgullo.

Hipertensión arterial, plétora, palpitaciones, arritmias sinusales en personas altruistas que inadvertidamente imponen sus propias exigencias.

Eretismo cardíaco, dolores anginosos en pacientes que tienden a inmiscuirse en los asuntos de los demás.

Bulimia y dispepsia cuando no consigue entrometerse.

Hipocondría reincidente, con trastornos hepatobiliares en personas tiránicas.

Dolores del aparato locomotor y neuralgias articulares en personas afectadas de crueldad mental disfrazada sutilmente de un altruismo refinado.

Trastornos genitourinarios y sexuales en personas que tienden al altruismo o al victimismo exacerbados.

Crisis histéricas en personas que imponen a los demás que les quieran.

Características de la curación

Reequilibrio de la dimensión afectiva, sin que la persona vuelva a intentar imponer sus propias exigencias, incluso si se hiciere de forma inadvertida.

Desaparición de los sentimientos de posesión, egoísmo y oportunismo

Sin perder un ápice de voluntad, estas personas se vuelven comprensivas y tolerantes para con los demás. El altruismo se vuelve sincero: es mejor dar sin pedir nada a cambio.

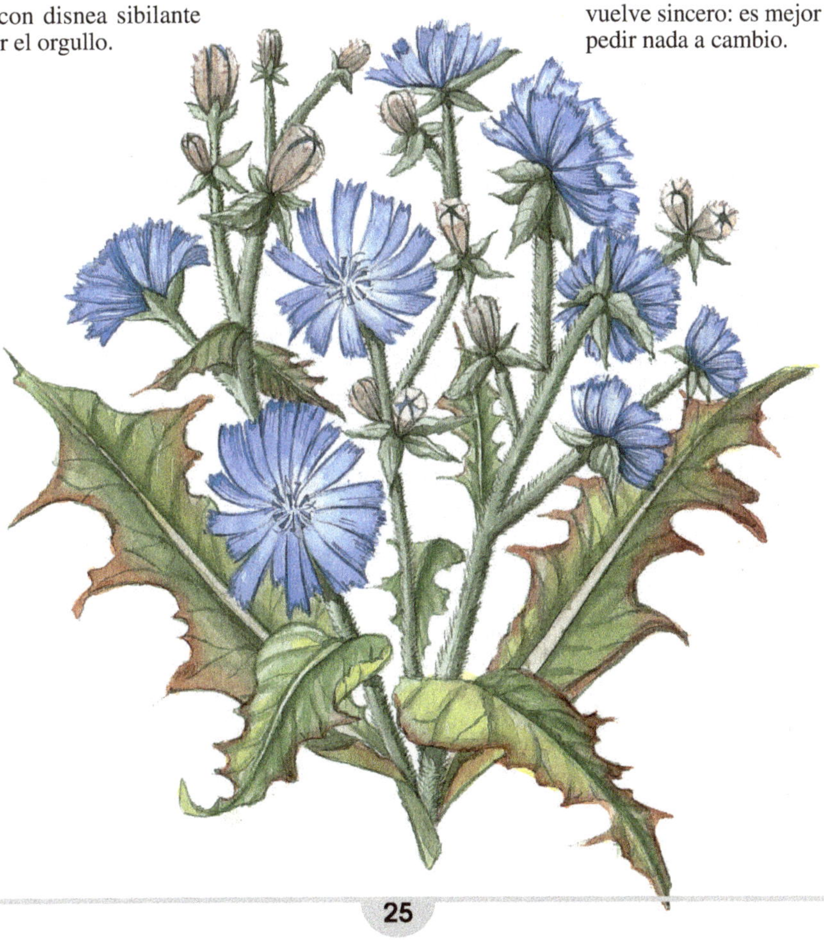

9. Clematis

Clemátide (Vitalba, Barba de viejo), Clematide,
Clematis vitalba
Familia: ***Ranunculaceae***

Origen: costa mediterránea, Asia Menor, Cáucaso.

Hábitat: terreno arcilloso, calcáreo; pendientes rocosas; margen de los bosques; en los prados y al borde de la carretera; matorral mediterráneo; también en los jardines, por su belleza.

Distribución: costa mediterránea, Europa central, Asia Menor, Cáucaso.

Planta: herbácea; arbusto lianoso, exuberante, de rápido crecimiento, unido a otras matas o arraigado a los árboles hasta 30 metros.

Hojas: opuestas, de 25 cm de largo; compuestas de 3 o 5 hojitas ovales oblongas y acorazonadas; puntiagudas, pecioladas y de color verde oscuro.

Flores: de color blanco delicado por fuera y amarillo verdoso por dentro; vistosas y perfumadas, reunidas en panojas axilares o terminales, de hasta 20 cm de largo, formando penachos blancos, de ahí su nombre popular «barba de viejo».

Frutos: aquenios, con una única semilla similar a un copo de lana.

Floración y cosecha: entre mayo y agosto.

Método de preparación: infusión solar de las flores.

Generalidades

Esta flor es muy apropiada para los soñadores, siempre con la cabeza en las nubes y que no soportan el ruido, la confusión, la promiscuidad y cualquier tipo de rumor. Se trata de personas que se desinteresan del presente que no les satisface y huyen de la realidad. Son tranquilas, meditabundas y siempre mirando hacia el futuro. Buscan el ideal y carecen de sentido práctico. Cuando enferman no hacen nada para curarse; algunos incluso querrían morir para reencontrarse con sus seres queridos en un mundo mejor.

La naturaleza *medicatrix* ha marcado su sueño con los ojos abiertos en busca de la felicidad en la clemátide, un arbusto fantasioso y trepador con pequeñas flores blancas y verdosas, cuyo perfume embriagador traslada a las alturas al soñador, para depositarlo en las llanuras de lo ideal. La clemátide se parece a ellos y puede curarles en sus estados negativos. Las personas desinteresadas por la realidad se ajustan a Clematis, que curará ciertas actitudes de aislamiento que impiden que una persona se relacione con los demás; como aquellas que, en una sala de baile, permanecen sentadas mirando, soñando ideales que nunca encontrarán. La clemátide, un arbusto exuberante, se comporta de la misma forma, aunque consigue adaptarse a la realidad, uniéndose a las matas o a los árboles. Las flores delicadas y los pistilos filamentosos de color plateado que recuerdan la barba de un viejo, documentan la sabiduría de los que consiguen vivir en el mundo, de los que soportan la realidad ingrata y el aburrimiento, sin renunciar a sus largos e interminables sueños, imaginados y meditados en los peores momentos de la existencia.

Síntomas negativos

No sentir ningún interés por la realidad aunque se presente de forma agradable y atractiva.

Evasión, sumiéndose en un mundo de ilusión y belleza que no lleva más que a acentuar su inadaptación y desarraigo, haciéndolos incapaces de vivir en la rutina cotidiana que exige un trabajo constante y concreto.

Distracción, atención imprecisa y concentración mínima. Apatía, pusilanimidad y abulia.

Conformismo, pereza y escasa tensión emocional.

Las actividades vitales se reducen a comer cuando es necesario, permanecer en reposo y dormir.

Indicaciones psicoterapéuticas

Hipersensibilidad y ensoñación que tiende a la fabulación y a la utopía.

Inacción, introversión, melancolía, tristeza y victimismo.

Tendencia al aislamiento, causada por la frustración y la codicia insatisfecha.

Depresión apática, animada por la atracción hacia la muerte.

Tendencia a gastar, a derrochar, interesándose por cosas fútiles que luego se tiran enseguida.

Distorsión de la personalidad, llegando a perder momentáneamente toda relación con la realidad. Suele darse generalmente en adolescentes y adultos por debajo de los 40 años.

Trastorno paranoide de la personalidad, manifestando cierta fobia a los fracasos y a todo aquello que puede significar humillación y marginación social.

Trastornos de memoria y concentración, causados por la administración persistente de fármacos de síntesis.

En los niños
Recién nacidos que duermen mucho o que parece que estén ausentes

Deseo compulsivo de olvidar ciertos hechos desagradables.

Mecerse en el sueño con los ojos abiertos; ser distraído, incauto, desmañado y tener proclividad a sufrir accidentes.

Incapacidad de mantener un aprendizaje constante.

Indicaciones terapéuticas psicoorgánicas

Somnolencia e hipotonía muscular.

Crisis de inconsciencia que pueden llegar a estados de coma. En estos casos, es conveniente administrar *Rescue Remedy.*

Dispepsia, escasa reabsorción biliar por indolencia y desinterés.

Anorexia o bulimia causadas por el desinterés y la negación de la realidad.

Ignoracia y desobediencia de los consejos del médico, con el consiguiente agravamiento de la enfermedad.

Psoriasis por depresión apática o por otra etiología del carácter o psíquica.

Características de la curación

Los pacientes recuperan el sueño.

Por otra parte, aprenden progresivamente el valor existencial del presente que, además de permitir vivir mejor, ofrece abundante material a la imaginación.

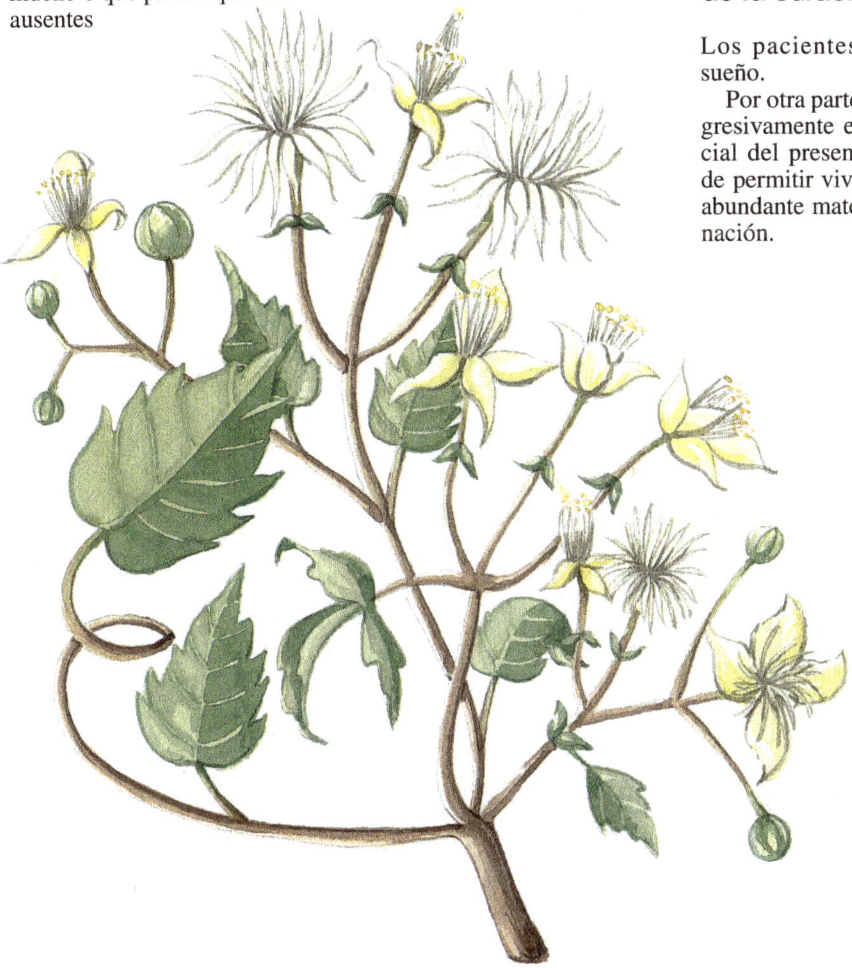

10. Crab Apple

Manzano silvestre, Pomier sauvage, *Malus silvestris*
Familia: *Rosaceae*

Origen: Asia central.

Hábitat: setos, matas, bosques ralos y matorrales por debajo de los 1.200 m.

Distribución: Europa y Asia suroccidental.

Planta: arbusto o árbol de copa alargada y espesa, de hasta 10 m de alto; fuste erguido, grisáceo; corteza marrón amarillenta, con fisuras; ramas espinosas en el ápice.

Hojas: ovales; bordes dentados; entre cuatro y cinco centímetros de longitud; ápice agudo. Lado superior de color verde oscuro y brillante, e inferior de color verde claro.

Flores: de color blanco en el interior y rosa delicado en el exterior, con cinco pétalos; hermafroditas; agrupadas en forma de paraguas pequeño en los extremos de las ramas.

Frutos: manzana de sabor áspero, amargo, de color verde amarillento o rosado; la maduración tiene lugar en los meses de septiembre y octubre.

Floración y cosecha: entre abril y junio.

Método de preparación: se hierven las ramas floridas.

Generalidades

Esta flor es apropiada para aquellas personas que advierten en sí mismas algo poco limpio. Aparentemente, se trata de cosas de poca importancia, de sensaciones leves, pero a veces puede tratarse de un trastorno más serio, aunque es difícil que se haga evidente. Los que se encuentran poseídos por esta sensación desagradable, no la soportan y quieren desembarazarse de ella lo más rápido posible. Si la cura no tiene éxito, el paciente se desmoraliza y se desespera, sobre todo en estados del carácter negativos que es necesario tratar sin ningún tipo de demora a fin de devolver la salud a todo el organismo.

La naturaleza *medicatrix* ha conferido al manzano silvestre los rasgos de la depuración material y espiritual, de la que ningún ser vivo puede prescindir, especialmente el hombre, en el que esta última dimensión es la causa del bien y del mal. El manzano silvestre cura todos los tipos de afecciones provocadas por envenenamiento. Por lo tanto, aquellas personas que se sienten sucias y que a su vez sienten repugnancia de sí mismas, no tienen que desalentarse, sino que deben recurrir al remedio floral, que puede curar la principal causa del mal.

Los que aspiran a la inocencia, al candor físico y espiritual, se reconocerán enseguida en las ramas frondosas del manzano silvestre que, en primavera, se envuelven en una nube de flores rosadas y gráciles, agrupadas en corimbos y en pequeñas sombrillas.

Ya no se sentirá sucio, con problemas de piel; no tendrá miedo de las enfermedades degenerativas, no se mirará nunca más al espejo con repugnancia. Se habrá liberado de todos los complejos de culpa, principales causas de sus malestares.

Todos los aspectos de la estructura del manzano silvestre simbolizan el retorno a la salud. Los pétalos con forma de corazón y su interior rosa, el fuste erguido y la actitud «deportiva», y la copa alargada y espesa, constituyen las señales que aseguran la intervención directa de la naturaleza *mediatrix*, para reequilibrar todos aquellos trastornos.

Síntomas negativos

Sensación de suciedad, tanto física como moralmente, y fobia después de un contacto físico.

Repugnancia ante ciertas funciones fisiológicas.

Desequilibrio somático y emocional en la relación sexual.

Sentimiento de culpa y tabúes psíquicos provocados por fantasías, pensamientos y actos sexuales inconfesables.

Estímulos sexuales desordenados, que se acentúan con los contactos.

Emotividad hiperesténcia, violenta; necesitada de distracción y diversión basados en cosas malsanas. Pérdida del espíritu en afectos desordenados, desfasados y frustrantes.

Búsqueda caprichosa de distracciones y del placer, convirtiéndose en esclavo de las tentaciones. Avidez de dinero, disipación y amoralidad.

Indicaciones psicoterapéuticas

Trastornos nerviosos en pacientes inconstantes, volubles, mentirosos y libidinosos.

Malestares por uso de sustancias alucinógenas.

Trastorno ciclotímico en el que se alternan los estados de depresión con los de euforia.

Estados de desfase neurótico con búsqueda de satisfacciones insólitas y anormales.

Gusto por la pornografía, lo malsano, lo macabro y lo inmoral.

Problemáticas sexuales inconscientes, latentes o unidas a sucesos estrechamente accidentales y ambientales.

En los niños

Sentimiento de culpa, vergüenza, incluso sin saber el porqué.

Miedo de las heridas y de la sangre y de todo lo que connota crueldad.

Temor de que la comida sea impura o de que el agua esté contaminada.

Desconfianza, melindrosidad y excesiva higiene causada por problemas inconscientes.

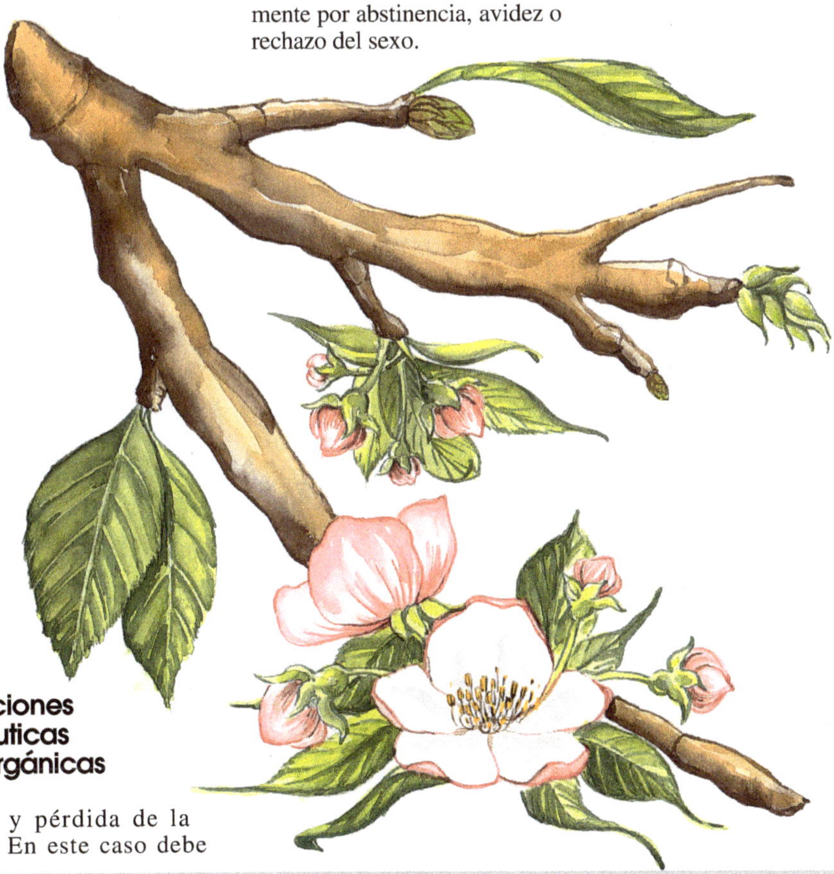

Indicaciones terapéuticas psicoorgánicas

Astenia y pérdida de la energía. En este caso debe ponerse el paciente en manos de un buen biopranoterapeuta.

Trastornos alérgicos cutáneos y respiratorios causados por la intolerancia a la suciedad.

Dermopatías y crisis asmáticas provocadas por la ansiedad que sufren quienes acusan un complejo de inferioridad.

Náuseas, vómito, vértigo, cenestopatías en los que se creen moralmente impuros.

Trastornos psicosomáticos causados por el abuso de alcohol, estupefacientes, euforizantes y psicofármacos.

Estímulos sexuales emotivamente desordenados, que se acentúan con el contacto.

Poluciones nocturnas y eyaculación precoz causadas por fantasías pornográficas.

Bulimia, comer desordenadamente por abstinencia, avidez o rechazo del sexo.

Dolores e hipofuncionalidad osteoarticular por sadomasoquismo inconsciente.

Características de la curación

Desaparece la sensación de repugnancia y suciedad persistentes sobre todo si se atribuye a actos normales de la vida en pareja (darse la mano, acariciar el pelo, hacer el amor, etc.).

Desaparece la repulsión frente a la defecación, la micción y hacia todo lo que es fisiológico, material o impuesto por la naturaleza.

Nos aceptamos tal como somos, con sano y natural equilibrio, apreciándonos.

11. Elm

Olmo inglés, Ormeau, *Ulmus procera*
Familia: *Ulmaceae*

Origen: Inglaterra.

Hábitat: climas calurosos, con mucho sol; terreno profundo y rico en minerales.

Distribución: Europa, Asia suroccidental, Norteamérica.

Planta: árbol ultracentenario (hasta 500 años); fuste erguido; corteza marrón y lisa que se vuelve áspera y estirada con el paso de los años; copa alta y estrecha, en forma de cúpula.

Hojas: caducas, alternas, rígidas, pecioladas, ovales, brillantes y con bordes dentados; color verde oscuro en el lado superior, verde claro en la inferior.

Flores: bisexuales, de cinco pétalos; color rojo vivo o verde rosados, en mazos en forma de sombrilla pequeña, en los extremos de las ramas.

Frutos: sámara redondeada, lisa, sin hueso; semilla central; estéril, el árbol se reproduce por brotes pequeños.

Floración y cosecha: entre marzo y abril.

Método de preparación: se ponen a hervir las ramas floridas.

Generalidades

Esta flor es apropiada para aquellas personas que se dejan llevar por el desaliento o la desesperación. Aparentemente, no se justifica un tal estado de carácter negativo, ya que el paciente puede tener un buen trabajo en el que se siente a gusto. De todos modos, puede atravesar periodos de depresión, cada vez que se convence de que su trabajo está más allá de sus posibilidades.

El olmo, un árbol ultracentenario de larga experiencia, es su remedio para las emergencias. Se ha revelado útil en las crisis agudas y crónicas; en los que se sienten cansados, exhaustos y querrían abandonar la lucha pensando que no se encuentran a la altura del trabajo.

El olmo ayuda a estas personas a desarrollar al máximo la perseverancia. Les da seguridad y la energía vital necesaria para afrontar los compromisos y las responsabilidades asumidas de antemano.

Para aquellos se corresponden con los rasgos del olmo, la flor de color rojo vivo se convierte en un potente activador energético que aporta un gran aumento de la vitalidad. Da fuego y calor en la sangre, estimula la circulación. Favorece la vuelta de la psicosomatización y de la conversión del síntoma mental y emocional en síntoma físico, en enfermedad funcional y orgánica.

El olmo puede hacer retroceder o paliar la fiebre elevada, la taquicardia, la hipertensión, el tenesmo de la vejiga, la anemia, la astenia crónica y la amenorrea.

El olmo es un árbol que desborda energía. Siendo capaz de vivir incluso medio milenio, asegura a la persona que toma el remedio floral un impulso energético que le ayudará a ser más extrovertido y dinámico, lo cual es muy útil para contrapesar la gris introversión periódica a la que están condenadas periódicamente estas personas, que tienden a desalentarse y que somatizan fácilmente sus cruces espirituales (tales como malestares diversos o síntomas funcionales y orgánicos, por ejemplo), amargando a los que viven con ellos y sufren la tensión causada por la situación, a menudo insoportable.

Síntomas negativos

Angustia provocada por un exceso de obligaciones.

Sentirse implicados, de golpe, en grandes responsabilidades.

Periodos de emotividad inactiva en lo que se temen resultados inferiores a los previstos, si no de quiebra.

Periodos de flexión energética y de escaso entusiasmo que impiden proseguir la acción ya iniciada con fervor.

Periodos de arrepentimiento sobre el hecho de haber asumido demasiados encargos.

Ciclos alternos de desmoralización y euforia.

Indicaciones psicoterapéuticas

Trastornos afectivos o del carácter, acompañados de un síndrome maníaco-depresivo leve, que no siempre tiene una relación directa con el entorno.

Depresión y pérdida temporal de interés por el trabajo asociada a trastornos del apetito, del sueño y de la libido.

Reducción psicomotora, menor energía, dificultad de concentración y amnesia y sentimiento de culpa y de desvalorización. Estados de nerviosismo cíclico con alternancia de momentos de alegría y tristeza, euforia y depresión, y crisis de hilaridad o llanto.

En los niños
Deseo de huir de la realidad.

Sentimiento de opresión causados por las responsabilidades que se les asignan.

Desencanto y desaliento a causa de fracasos escolares.

Indicaciones terapéuticas psicoorgánicas

Hipertensión arterial, palpitaciones o eretismo cardíaco.

Hipotensión, corazón cansado, escasa energía, lipotimias o vértigos.

En un paciente desalentado: astenia, cansancio, insomnio o hipersomnio por exceso de trabajo doméstico. Comportamiento hipocondríaco con dispepsia y colon irritable.

En un paciente desesperado: dolores abdominales, cólicos biliares o litiasis biliar y renal.

En un paciente deprimido: dolores dorsales, artrosis, lumbalgias, lumboartrosis o ciáticas.

En un paciente neurótico crónico: cefaleas, neuralgias de conversión o psicosomáticas.

En un paciente libidinoso e insatisfecho: comportamiento sexual y orgásmico discontinuo.

En paciente con lesiones orgánicas pulmonares o cerebrales compensadas: malestar persistente funcional orgánico, respiratorio y neurológico.

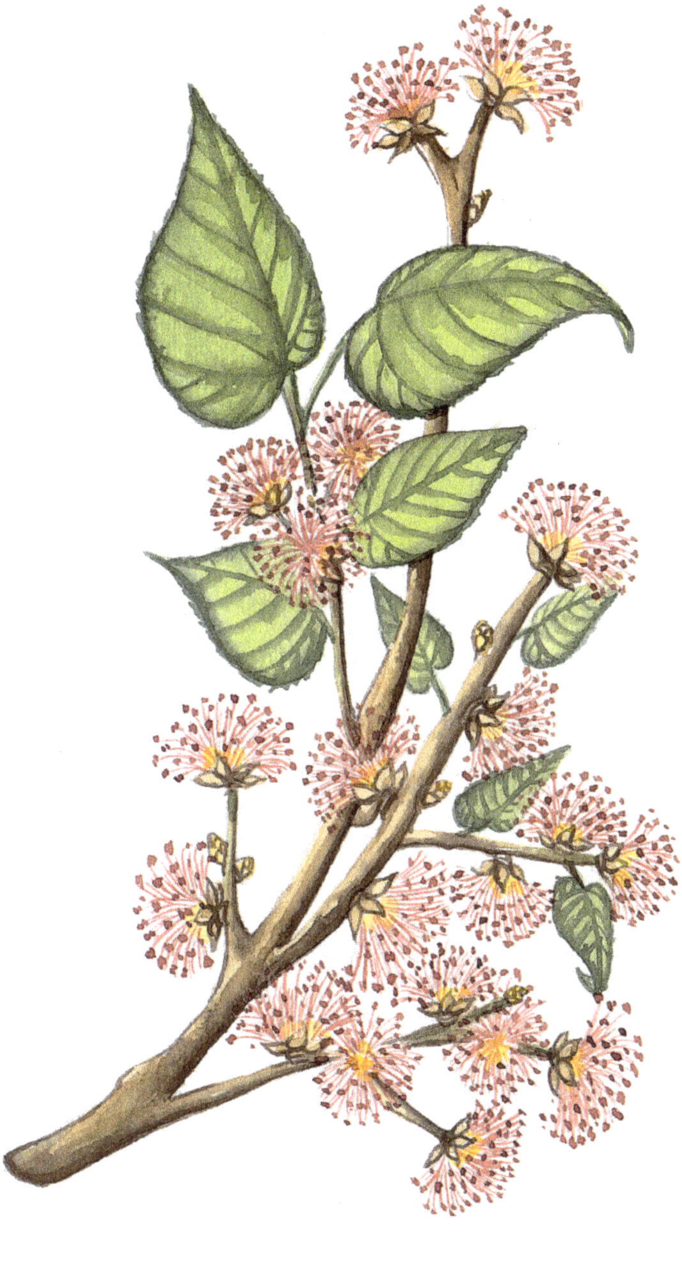

Características de la curación

Se adquiere una seguridad en uno mismo y en el propio trabajo que nunca más hará dudar al paciente de su capacidad para hacer frente a sus compromisos.

Cada problema se afronta sin aprensión. En los momentos de desaliento, que pertenecen a la misma dinámica de la vida cotidiana, el remedio actúa como una «sal aromática psicológica», según la expresión pintoresca de algunos investigadores.

12. Gentian

Genciana (Genciana otoñal), Gentiane, *Gentiana amarella*
Familia: *Gentianaceae*

Origen: Gentium, rey de Iliria, descubrió sus virtudes terapéuticas.

Hábitat: terreno seco, kárstico, arenoso, calcáreo, elevado y soleado; se encuentra también en prados y en caminos de montaña hasta los 2.300 m.

Distribución: prados de las montañas y pastos de los Alpes centrales y orientales.

Planta: herbácea perenne, erguida, con distintas ramificaciones, de 25 cm de altura.

Hojas: largas y lanceoladas.

Flores: de color azul que tiende al púrpura, con una corola tubular muy larga.

Frutos: cápsulas llenas de semillas planas y ásperas.

Floración y cosecha: entre mayo y septiembre.

Método de preparación: infusión solar de las flores.

Fitoterapia: propiedades amargantes, colagogas, aperitivas, digestivas, vermífugas y febrífugas.

Generalidades

Esta flor es apropiada para aquellas personas que se desesperan ante el más mínimo obstáculo o por el más leve contratiempo en su actividad cotidiana. Esto ocurre aunque gocen de una buena capacidad para evadirse de las obligaciones diarias. La genciana es la flor de los escépticos, de los que no confían en la Providencia cuando esperan algo del futuro. Sin embargo, no son demasiado optimistas: piensan en la noche, en el decaimiento triste de la tarde y en la destrucción. No creen en el más allá, piensan que con la muerte se desvanecerá su personalidad, que el alma, la chispa divina de la eternidad, se apagará en la nada de la desesperación.

Estos pesimistas tienen que defender su inteligencia del desgaste. La genciana es el remedio para la desesperación y puede vencer a la muerte del alma. Lleva las señales perennes de dos fuerzas opuestas pero complementarias. Una es la fuerza telúrica de la madre tierra, simbolizada por las raíces robustas y por las hojas radicales, dispuestas en forma de rosas y puntiagudas, que expresan la energía vital, dinámica y bioquímica de la materia viviente, en perenne renovación. La otra es la fuerza cósmica del padre cielo, simbolizada por las flores en forma de cáliz de color azul, rojo y violeta. A la energía luminosa del sol, al fuego vital (rojo), se asocian la energía de la noche (azul) y la gran paz de las profundidades (violeta), que guían al hombre hacia el coraje, fuera de los escollos de la incertidumbre.

Se curarán con genciana las personas que viven en esta doble dimensión, los que se desmoralizan fácilmente o se muestran escépticos, cuando llevan adelante una empresa, convencidos de tenerlo todo en contra; los derrotistas que, carentes de coraje, están convencidos de que la Providencia es una ilusión que muere cuando el sol se pone. La genciana es el remedio que ayuda a afrontar las dificultades con entereza y coraje.

La genciana tiene el poder de desarrollar una visión abierta del mundo y de mantener íntegra la determinación gozosa que se disfruta en un día de sol aunque, de vez en cuando, el cielo se cubra de nubes persistentes o fugitivas.

Síntomas negativos

Escepticismo sistemático para demoler con el intelecto las ilusiones.

Desaliento por todo, porque nada funciona.

Preocupación agotadora si los resultados no son inmediatos.

Desaliento ante cualquier imprevisto.

Desasosiego en enfermos que tienen ganas de curarse y no admiten retrasos.

Sentimiento de inadecuación con el compromiso de moverse por el mundo.

Sentirse atrapados en una trampa por el destino, arrollados por grandes responsabilidades.

Sensación de derrota, que anula las ganas de actuar.

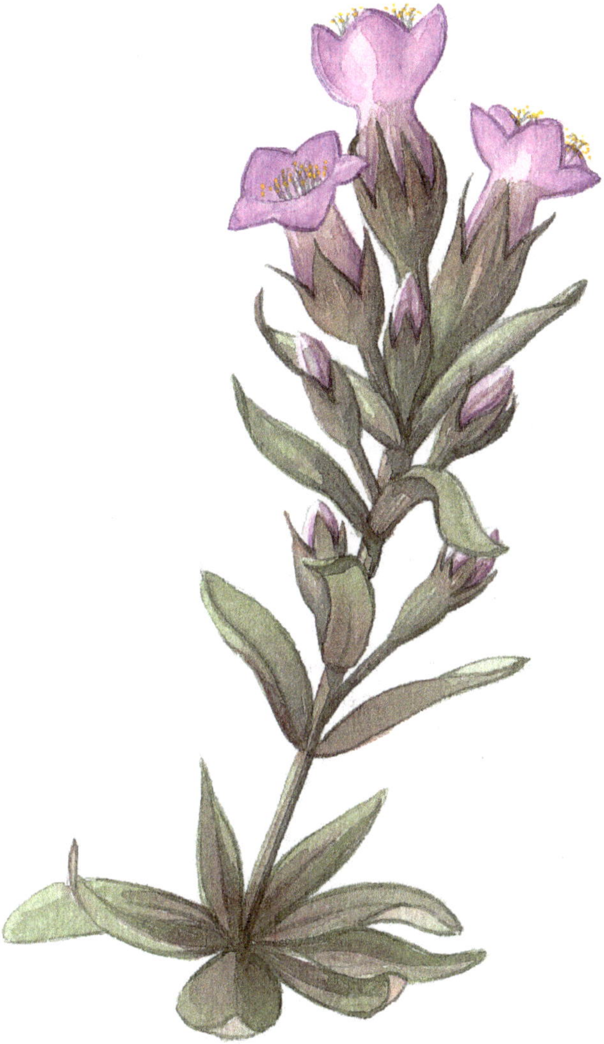

Fastidio, rabia y exasperación provocados por obstáculos o contratiempos, por mínimos que estos sean.

Necesidad de verificar lo que ya se ha hecho, de controlar de nuevo la exactitud.

Indicaciones psicoterapéuticas

Estados de aprensión, perplejidad, escepticismo y temblores.

Excitabilidad, violencia, impulsividad y susceptibilidad.

Duda y desconcierto agudos y persistentes.

Obsesión por los propios errores.

Periodos de emotividad inactiva y de espera.

Momentos de atonía y de escaso entusiasmo.

Desaliento y decepción, con pérdida de interés por el trabajo.

Disminución psicomotora y sentimientos de culpa.

Complejo de inferioridad, dificultad de pensar y de actuar.

Estados de nerviosismo cíclico con alternancia de alegría y tristeza, euforia y depresión, crisis de llanto e hilaridad.

En los niños
Ansiedad y sentimiento de opresión ante sus responsabilidades.

Desaliento en el estudio y por pequeños fracasos.

Indicaciones terapéuticas psicoorgánicas

Enfermedades crónicas y degenerativas causadas por desalientos persistentes.

Malestares degenerativos y neoplásicos provocados por la desesperación.

Fracasos terapéuticos y retrasos en la curación por falta de confianza.

Accesos de tos nerviosa en situaciones en las que debe tomarse una decisión.

Trastornos del apetito, del sueño y de la libido causados por contrariedades.

Problemas osteoarticulares y bloqueos osteoartrósicos causados por el escepticismo.

Hipotensión, «corazón cansado», lipotimias y vértigos provocados por pesimismo.

Comportamiento sexual y orgásmico discontinuo por sensación de derrota.

Características de la curación

Recuperación de la capacidad de vivir y desenvolverse en situaciones conflictivas. La incertidumbre ha cedido su lugar al coraje y a la desenvoltura confiada.

El escepticismo ha dejado un espacio constructivo para la capacidad de creer.

Los pies están firmes; el cerebro domina la situación; las dudas se han apagado.

13. Gorse

Hiniesta, Ajonc, *Ulex europaeus*
Familia: *Papillonaceae*

Origen: colinas de Europa occidental.

Hábitat: terreno pedregoso o rocoso; matas áridas, pendientes escarpadas, pinares arenosos, pastos áridos, llanuras vírgenes y brezales.

Distribución: Europa occidental y noroccidental.

Planta: arbusto espinoso de fuste erguido, de entre uno y tres metros de altitud, con ramas verdes estriadas y largas espinas sencillas o tripartitas, derivadas de las hojas transformadas.

Hojas: aciculares, puntiagudas y de un centímetro de largo; la mayoría se vuelven espinas.

Flores: de color amarillo, entre una y tres, situadas en las axilas de las hojas superiores.

Frutos: semilla (venenosas).

Floración y cosecha: entre marzo y septiembre, según las regiones.

Método de preparación: se ponen las flores a macerar al sol.

Fitoterapia: propiedades diuréticas, laxantes, vasoconstrictoras y sedantes.

Generalidades

Esta flor es apropiada para aquellos que están tan desesperados que, en su opinión, no podrán mejorar nunca. Se sienten prisioneros en el círculo de la fatalidad y carentes de la energía necesaria para luchar, haciendo caso omiso de todo consejo, por bienintencionado que sea. Si bien se someten a todas las curas necesarias, lo hacen sin ninguna confianza, sólo por contentar a quienes se lo han pedido.

La hiniesta es una planta especialmente indicada para todos aquellos casos en los que la energía vital parece que se haya agotado casi por completo. Las flores de este arbusto espinoso son amarillas, el color del optimismo, y en ellas se concentra toda la energía que irradia el sol.

La persona que se desespera se siente sensiblemente atraída por esta señal. Prefiere la hiniesta porque refleja lo opuesto de su condición, es como un oasis solar de amarillo entusiasmo existencial.

La hiniesta ama la luz del sol y se dirige hacia ella, decidido a sobrevivir. Su remedio floral compenetra cualidades energéticas de la planta en la persona afligida por la desesperación máxima, porque las condiciones críticas en las que se encuentra no dejan mucho espacio a la terapia.

Pero las señales cósmicas de la hiniesta, impresas por la naturaleza *medicatrix*, aseguran la supervivencia. Este arbusto espinoso, de fuste erguido, consigue sobrevivir en situaciones imposibles, en los terrenos pedregosos o rocosos, agarrado a las pendientes, en las llanuras vírgenes o hundido en pinares arenosos. Es la flor de la esperanza y de la tenacidad.

Interviene en la cronicidad, en las convalecencias difíciles y las recaídas graves, cuando la moral está por los suelos por las desilusiones sufridas y en las enfermedades incurables.

Síntomas negativos

Incertidumbre desesperada, como a la espera de una condena.

Convicción clara y convencida de la imposibilidad de salvarse.

Certeza de estar afligido por un *karma* negativo.

Estado de desesperación que acompaña a la infelicidad causada por graves enfermedades.

Estado agudo de postración y abulia.

Desesperación insalvable en los que están obligados a soportar experiencias, personas, desgracias y desventuras que se creen ineluctables.

Indicaciones psicoterapéuticas

Estados de desaliento con gran desesperación o tendencia al suicidio.

Desaliento o desesperación con fatalismo y pesimismo.

Emotividad tensa, duradera, obstinada, secreta, estrangulada, triste, sin entusiasmo y sin esperanza.

Condiciones del comportamiento crónicas de insociabilidad, enfado o mutismo.

Trastornos de la adaptación, con humor depresivo, desesperación y llanto fácil.

Malestar postraumático por estrés que rebasa lo aceptable,

con desconfianza, insomnio, trastornos de la memoria en los que se tiende a evitar actividades que hagan surgir pensamientos relativos al acontecimiento traumático.

En los niños
Tristeza y pesimismo provocados por una carencia.

Hipersensibilidad y desesperación por un suspenso o una severa reprimenda.

Indicaciones terapéuticas psicoorgánicas

Traumatismos con hospitalización de urgencia en pacientes indecisos, miedosos, un poco cobardes y que ya sufren de otros traumatismos anteriores.

Enfermedad crónica declarada incurable después de exámenes clínicos e instrumentales, en pacientes que no creen en los milagros, orgullosos y fatalistas.

Accesos de tos nerviosa y persistente con sensación de sofoco en situaciones en las que se han de tomar decisiones difíciles y que tiene pocas posibilidades de triunfar.

Después de un infarto o de un ataque isquémico transitorio con déficit neurológico, en pacientes inestables, indecisos, aprensivos y pesimistas.

En hospitalizados graves, cuando el enfermo se encuentra al borde de la desesperación.

En pacientes sometidos a hemodiálisis a los que se asocia un tratamiento psicoanalítico.

En enfermos de cáncer con metástasis u otras patologías incurables.

En personas con disminuciones físicas, ancianos que no pueden valerse por sí mismos, así como en crisis de abstinencia de psicofármacos, alcohol, barbitúricos, opio o tabaco.

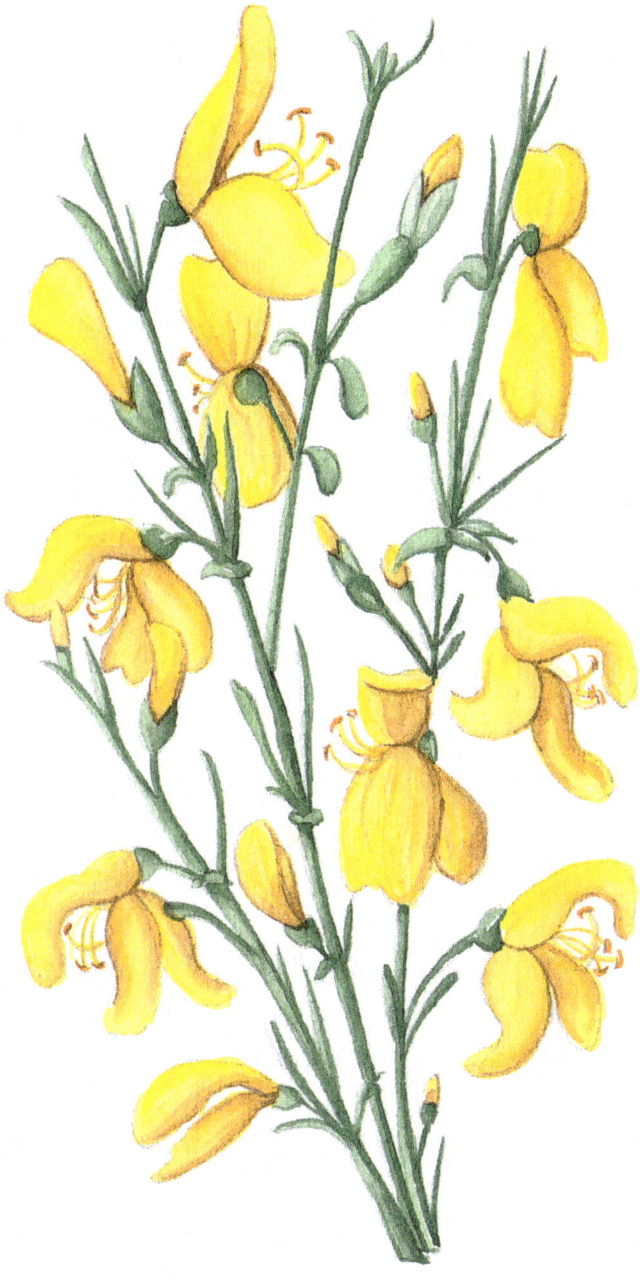

Características de la curación

Recuperación de la capacidad energética y de la fuerza vital en situaciones desesperadas.

La desesperación se disuelve como la nieve bajo el sol cediendo su lugar al optimismo.

La vida puede empezar de nuevo con empuje, dando la espalda al desaliento.

14. Heather

Brezo,
Bruyère,
Calluna vulgaris

Familia: ***Ericaceae***

Origen: cuenca del Mediterráneo.

Hábitat: brezales, bosques ralos; terrenos ácidos, arenosos, áridos y pobres en sustancias minerales.

Distribución: Europa, desde las llanuras mediterráneas a las regiones alpinas.

Planta: matas enanas (50 cm), de arbustos, de hoja perenne, bastante ramificado.

Hojas: aciculares, elípticas, puntiagudas y lanceoladas; de 5 mm de largo en el lado interno y colocadas sobre el fuste siguiendo cuatro líneas; de color verde oscuro durante el verano y rojo oscuro durante el periodo invernal.

Flores: de color violáceo; pequeñas, agrupadas en un racimo terminal de las ramas y del fuste, compuesto por unas 8 flores.

Frutos: cápsulas con cuatro celdillas.

Floración y cosecha: entre agosto y septiembre, en según que regiones.

Método de preparación: maceración de las flores al sol.

Generalidades

Esta flor es apropiada para aquellas personas que no soportan la soledad y están siempre buscando alguien que esté dispuesto a escucharlos. Existen relaciones de similitud significativas entre la condición de estas personas y las propiedades energéticas y terapéuticas del brezo. El color violeta de las flores simboliza la calidad y actitudes apreciables, como el recogimiento, el equilibrio, la humildad y la sumisión, que se compenetran con la mentalidad de los que no soportan la soledad y tienen necesidad de confiarse con personas amigas. Esta exigencia comunicativa sería apreciable si permaneciera dentro de los límites lícitos y honestos de la discreción. Pero, en ellos, esto no sucede. Se convierte en un deseo insistente, una fijación paranoide de ser escuchados a toda costa. Traspasa los límites de la tolerancia y de lo que soportan los demás. Estas personas se vuelven pesadas, con su egocentrismo y su verborrea absurda e interminable, que no deja espacio ni tregua a quien escucha. Hablan de sí mismas y para ellas mismas, y consideran a los demás como su público. El brezo es su gran curador porque enseña el valor del silencio. Ayuda a superar la fijación negativa de obligar a los demás a escucharle y cura las graves carencias espirituales que van unidas a su egocentrismo y su insatisfacción espiritual mediante la compasión hacia los demás. Cuando el brezo está florido, transforma el paisaje en una llanura violácea de inmenso atractivo, que se extiende armoniosamente hasta los límites del horizonte, ofreciendo un espectáculo que abre nuestros horizontes y cuyas palabras están hechas de sobrehumano e infinito silencio.

Síntomas negativos

Tener el llamado complejo «del niño necesitado» (Bach).

Colocarse, en cada ocasión, en el centro de la escena.

Ser campeones en locuacidad y en victimismo.

Expresarse como un mitómano que embellece todo lo que le concierne, no para engañar a los demás, sino únicamente para convencerse a sí mismo.

Comportarse como una persona extremadamente dependiente de los demás.

Hablar demasiado, sentir la necesidad de justificarse continuamente.

Intentar siempre convencer a los demás, aunque sea por banalidades.

Interrumpir continuamente la conversación de los demás, para hablar de sí mismos.

Buscar amigos únicamente para obtener algo de público.

Inventarse trastornos y enfermedades para pasar a ser el centro de atención.

Autocompasión exhibicionista para ser consolados por un gran público.

Incapacidad de permanecer solo sin confabular consigo mismo, no teniendo auditorio.

Indicaciones psicoterapéuticas

Excitación verborreica en personas desconsoladas y deprimidas.

Discurso maníaco en voz alta, rápido y difícil de interrumpir; a menudo repleto de chistes, bromas, juegos de palabras y banalidades divertidas.

Ligero autismo, en el que el paciente se concentra en sí mismo y se repliega.

Trastorno distímico con actitud victimista en relación con el presente y el futuro, lamentaciones sobre el pasado, autocompasión.

En los niños

Caprichos, curiosidad excesiva y cierta agresividad cuando los padres atienden a otras personas desconocidas o ajenas al círculo familiar.

Exhibicionismo excesivo mediante el cual se busca la atención de los demás sobre uno mismo.

Complejo de inferioriada, temor a la soledad y deseo de convertirse en el centro de atención.

Autocompasión y búsqueda incesante de compañía.

Vivacidad excesiva y egoísmo absoluto.

Distracción, inconstancia, falta de atención y exhibicionismo verborreico.

Indicaciones terapéuticas psicoorgánicas

Accesos de tos y crisis asmáticas como señal de angustia.

Síntomas de malestar en momentos de soledad, aerocolia y retención de gases.

Colon irritable por la imposibilidad de desahogarse con alguien.

Movimientos desordenados premeditados, procurando llamar la atención.

Verborrea, bochorno, efusividad y euforia, muchas veces provocada conscientemente.

Autolesiones leves para llamar la atención.

Características de la curación

Superación de los complejos.

Autocontrol de los impulsos narcisistas.

Capacidad de escuchar y comprender a los demás.

Respeto hacia demás.

Aprender a estar callados cuando es el momento.

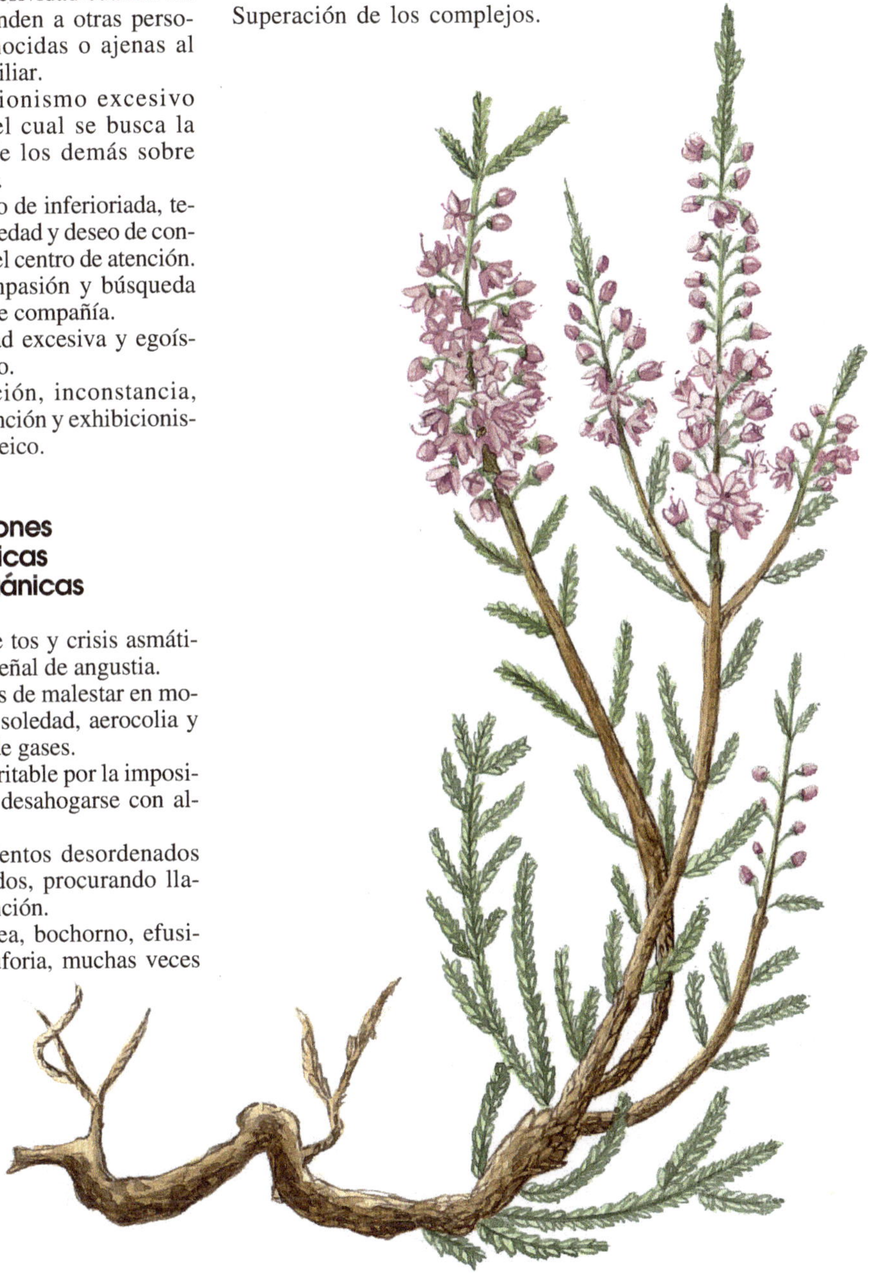

15. Holly

Acebo, Houx, *Ilex aquifollum*
Familia: *Aquifollaceae*

Origen: Europa, cuenca del mediterráneo.

Hábitat: zonas templadas, frías, e incluso en regiones alpinas hasta los 1.500 m; lugares umbríos o poco soleados; terrenos húmedos y calcáreos; bosques de latifolias.

Distribución: Europa central y septentrional, menos en el sur. Asia suroccidental y África septentrional.

Planta: se encuentra en forma de árbol (20 m), y de arbusto (4-5 m), sin ser demasiado longevos; protegido en España e Italia; corteza oscura y lisa que se llena de nudos con el paso de los años; ramas leñosas y en general horizontales; copa puntiaguda y en forma de cono.

Hojas: perennes, espinosas, coriáceas, duras, resistentes, ovales, elípticas y brillantes. El haz es verde oscuro y el envés, verde pálido, con un revestimiento ceroso.

Flores: blancas o rosadas, perfumadas, en mazos; corola de cuatro pétalos. Se trata de una planta dioica, con ramas de flores femeninas y ramas de flores masculinas.

Frutos: bayas rojas (venenosas) con cuatro semillas; maduran entre septiembre y octubre.

Floración y cosecha: entre mayo y junio.

Método de preparación: se ponen a macerar las flores al sol.

Generalidades

Esta flor es apropiada para los que se ven dominados por pensamientos agresivos o de miedo, así como por pequeños trastornos psíquicos que influyen en el carácter, como los celos, la envidia, la ira, la desconfianza, la venganza o el odio.

Estas personas se muestran inquietas, aprensivas y suelen guardar malas intenciones hacia las personas que les han provocado, de forma que, como represalia, meditan formas de vejación para dañar a los demás. Son temerosas y muy sensibles a las ideas de los demás.

Dentro de sí mismos pueden sufrir mucho e incluso a menudo, pero sin encontrar una causa concreta de su infelicidad, que tiene las raíces en la profundidad del inconsciente. Se trata de personas acomplejadas, frustradas, que se aburren y tienen necesidad de acción y de cultivar buenas amistades, pero que no se fían de nadie.

El acebo es un óptimo remedio para las personas atormentadas, que odian y aman al mismo tiempo, y que tiene la necesidad de desarrollar la cualidad del perdón, de la amistad y de la generosidad.

En los rasgos de esta planta, que se extiende hacia lo alto, soberbia y magnífica, vibra el odio de los que tienen el alma envenenada contra sus semejantes. Pero también vibra el amor, con las florecillas blancas con estrías rosadas, en las que, a la pureza y a la alegría del color blanco, se asocia la disponibilidad para servir a los demás y para no negarse a nadie. Una actitud que simboliza el color rosa que une la dulzura a la mejor feminidad.

También en el color de las hojas se encuentra presente la duplicidad de estas personas. El verde oscuro indica astucia y osadía; el verde claro es símbolo de honestidad y alegría.

Síntomas negativos

Envidia de algo que poseen los demás.

Celos como indicio de inseguridad de los propios sentimientos e incertidumbre proyectada sobre el objeto de los celos y sobre el rival en la posesión.

Odio profundo, como hostilidad que se identifica en rencorosa «condena a muerte» de alguien a cuyo final nos gustaría asistir.

Sospecha como sentimiento subterráneo de desconfianza preconcebida.

Tristeza a causa de muchas contrariedades, de las que no se conoce el origen. Irritabilidad excesiva e impetuosa.

Loco fluctuar de sentimientos antitéticos, como el amor y el odio, la alegría y la tristeza.

Tensión emotiva a flor de piel o incluso duradera, obstinada y secreta.

Indicaciones psicoterapéuticas

Atención excesiva sobre uno mismo y sus necesidades bordeando en muchas ocasiones la indiferencia más completa por el entorno.

Incapacidad de estar solos y de valerse por sí mismos.

Trastorno paranoide de la personalidad, larvando una animosidad y una desconfianza profundas hacia todo el mundo.

Poner en duda la lealtad de los demás; celos patológicos; incapacidad de relajarse; falta del sentido del humorismo.

En los niños

Cólera, celos, envidia, sospecha, aprensión y animosidad que explotan con violencia.

Celos despectivos, malos humores y testarudez.

Envidia de todo lo que los padres ofrecen a un recién nacido.

Odio, rabia, rencor, con problemas de rivalidad en casa y en la escuela.

Celos cuando los padres se besan.

Sentimiento de venganza por no haber conocido el amor de los padres.

Enuresis nocturna por cólera, celos, envidia, sospecha o miedo.

Indicaciones terapéuticas psicoorgánicas

Trastornos urinarios (cistitis, cistalgia, poliuria y tenesmo de la vejiga) por miedo.

Cálculos renales, litiasis persistente, cólicos renales por rencor sedimentado.

Trastornos hepatobiliares, litiasis, colecistopatías, cólicos por envidia o por celos.

Trastornos del tránsito alimentario (dispepsia, meteorismo, estipsis o diarrea) causados por la alternancia de pulsiones agresivas con reacciones de cobardía.

Dolores en las cervicales, discopatía, espondiloartrosis, causadas por la persistencia de sentimientos rencorosos y de fantasías violentas.

Dermopatías persistentes o crónicas por complejos inconscientes.

Características de la curación

Recuperación de la capacidad de amarse y apreciarse a sí mismo y a los demás.

Reequilibrio del humor: ya no se está en guardia.

Desarrollo de sentimientos positivos, fundados en la bondad. Convencimiento de haber llegado al amor universal.

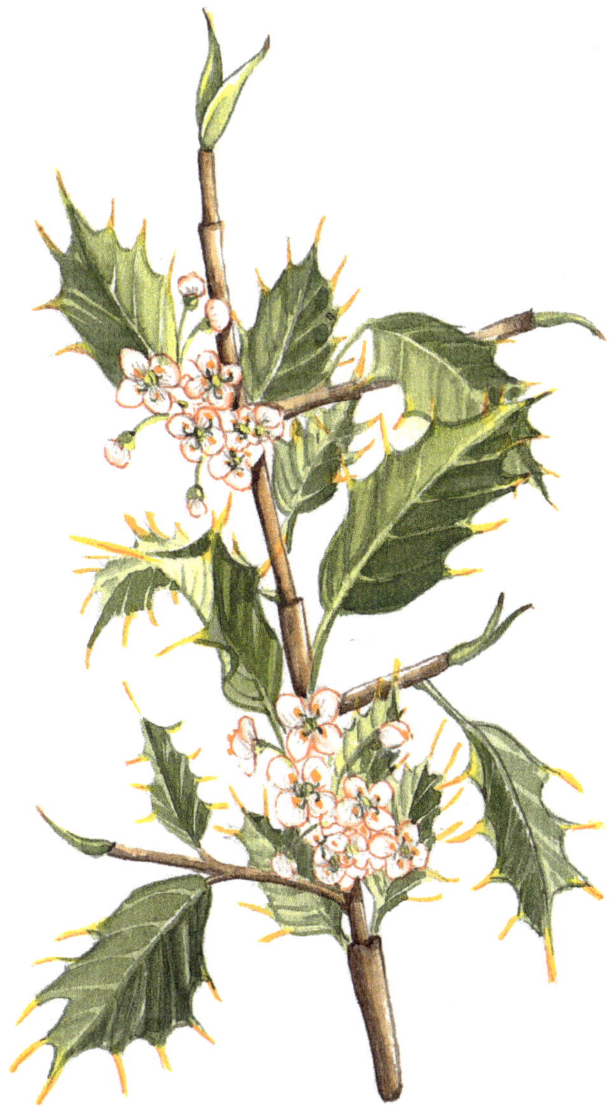

16. Honeysuckle

Madreselva, Chevrefeuille, *Lonicera caprifolium*
Familia: *Caprifoliaceae*

Origen: Europa.

Hábitat: del mar a las regiones cercanas a los montes, en lugares boscosos, con matas, en los bordes de las estepas; sobre las orillas de los riachuelos y de los ríos; en terrenos arenosos o pedregosos, un poco ácidos, bien expuestos; se cultiva como planta ornamental en los jardines.

Distribución: común en Europa, espontánea en Italia y España.

Planta: arbusto trepador de hoja perenne; fuste voluble (o liana), lozano.

Hojas: pecioladas, opuestas y sésiles, con lámina ovalada.

Flores: color amarillo con matices rojos. El perfume es muy fuerte, especialmente durante la noche. La polinización la efectúa una mariposa (la *Macroglossa*), que introduce su trompa en el fondo del tubo coralino, donde se encuentra el néctar.

Frutos: bacas (venenosas) carnosas, rojas, grandes como un garbanzo, con pocas semillas; dispuestas en racimos con otras, maduran de agosto a septiembre.

Floración y cosecha: entre mayo y junio.

Método de preparación: hervir las ramas floridas.

Fitoterapia: propiedades diuréticas, refrescantes y sudoríferas.

Generalidades

Esta flor es apropiada para aquellas personas que se desinteresan por el presente y viven en el pasado. En un pasado que quizá fue feliz o, por lo menos, así lo creen. Viven en el recuerdo de un amigo perdido; en la añoranza de ambiciones fracasadas. Y no esperan, evidentemente, encontrar de nuevo una felicidad similar a la que conocían. Querrían estar contentos, pero no lo consiguen ellos solos. Son incapaces de dejar atrás los bonitos recuerdos del buen tiempo pasado. Su único placer es deleitarse en la melancolía, en la soledad dulce y amarga de una vida poblada por el pesar de fantasmas inolvidables.

En estas personas, relegadas a los márgenes de la realidad presente, se encuentran impresas las mismas señales de melancolía que encontramos en los rasgos de la madreselva. Este arbusto crece apartado en los matorrales y en los setos, o como planta ornamental en un jardín solitario, rodeado de una aristocrática soledad. Pero sus flores amarillas con suaves matices rojizos en el centro hacen más vivaz el paisaje uniforme de los matorrales y de los setos y el convencional de los jardines, que esparcen idealmente a su alrededor, siempre un poco de melancolía.

La madreselva, con su remedio floral, dispersa el mortecino fluir de las sombras del pasado, de las cosas muertas que ya han vivido su tiempo, perdiendo incluso la fascinación de las cosas presentes y vivas y de las que no queda ni siquiera el sonido.

El fuste de lianas de este arbusto trepador encarna la movilidad de la actitud que debe tener quien quiere vivir en el presente concreto, que tiene la ventaja de la vida que late en la actualidad de los sentimientos propios y de los que están cerca. La madreselva enseña a amar el presente, a desenvolverse con convicción y desenvoltura en las cosas que acompañan un día lleno de significado.

Síntomas negativos

Persistencia mortecina de las emociones felices del pasado.

Nostalgia del pasado, símbolo, espejismo y oasis de felicidad.

Deseo melancólico de las cosas de un tiempo, maravillosamente bonitas.

Certidumbre de que todo está perdido, sentimiento del fracaso sufrido.

Incapacidad de estar contentos, de disfrutar como antes,

bromear, reír y tontear despreocupadamente, con toda libertad.

Apego monótono a las viejas costumbres.

Emotividad inactiva, indecisa, impotente, perezosa.

Estados de emotividad introvertida, escondida en el refugio de la soledad.

Condición de no emotividad, indiferencia, reserva y frialdad.

Pereza de carácter, bloqueo de toda iniciativa.

Fría introversión, cerramiento a los placeres del ambiente.

Indicaciones psicoterapéuticas

Tristeza por sentirse alejados de una fase de la vida (infancia, adolescencia, juventud o edad adulta).

Psique melancólica, triste, pesimista, desalentada y disgustada de la vida.

Psique nerviosa-melancólica; gusto por lo antiguo, por las ruinas y por los cementerios.

Sentimiento de pesimismo universal; amor por todo lo triste, en poesía, en filosofía, en el espectáculo y en la lectura de los periódicos.

Sentimentalismo, introversión, ansiedad de afecto, inquietud e insatisfacción.

Apatía y abandono a la rutina.

Insociabilidad, testarudez y tendencia al mutismo y al aislamiento.

Pereza y desinterés notables.

Menosprecio de sí mismo y de los demás.

En los niños

Agarrarse a la madre para ser considerados aún pequeños.

Llorar por no querer levantarse de la cama e ir a la escuela.

Nostalgia de la propia casa y de la vida en el colegio.

Miedo a la soledad extrema.

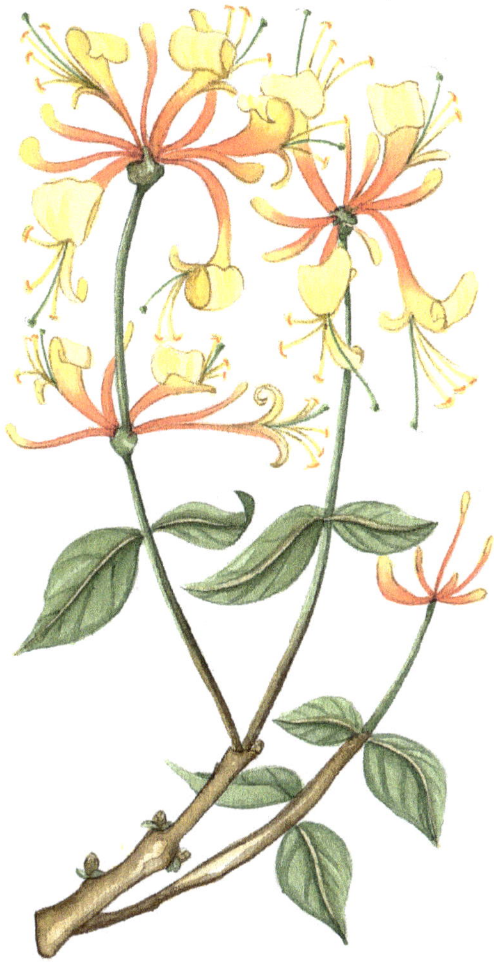

Indicaciones terapéuticas psicoorgánicas

Tendencia a trastornos de las vías respiratorias (bronquitis asmática, tuberculosis), en pacientes que miran melancólicamente al pasado de sus sueños.

Aparición de tuberculosis pulmonar en pacientes tristes, desalentados y melancólicos.

Descenso de la secreción biliar provocada por una hipocondría aguda.

Discopatía vertebral en personas atormentadas por el pasado.

Trastornos funcionales y orgánicos de la fase de transición de la infancia a la pubertad, de la juventud a la edad adulta, de la madurez a la senilidad.

Características de la curación

Se lanzan como peces en el agua en el presente, con pasión y muchas ganas de trabajar.

Se disfruta el presente que se escapa, atesorando los bonitos recuerdos del pasado.

Optimismo con la certidumbre de poder rehacer la vida.

17. Hornbeam

Carpe blanco, Charme, *Carpinus betulus*
Familia: *Betulaceae*

Origen: regiones montañosas de Europa.

Hábitat: regiones montañosas hasta los 900 o los 1.000 m; en los bosques de encinas y hayas, en lugares boscosos y al margen de ellos; en las matas, en los márgenes de los setos; en terrenos un poco ácidos, con sustancias nitrogenadas.

Distribución: regiones montañosas de Europa, Asia Menor y Asia suroccidental.

Planta: arbusto o árbol de 7 a 24 m de altura; con el fuste de corteza lisa; la copa redondeada e irregularmente ovalada; hojas caducas. Planta espontánea, de lento crecimiento, con una gran capacidad regeneradora, incluso cuando se la corta completamente o sufre la fuerza extrema del viento.

Hojas: caducas, ovales, oblongas y pilosas en el centro, con una longitud que alcanza los 12 cm; borde doblemente segmentado; haz verde oscuro y envés claro.

Flores: de color verde rosáceo las masculinas y un amento colgante de 5 cm de largo; de color verde claro con manchas rojo carmesí las femeninas, más cortas, en amentos rectos terminales, compuestos de brácteas con dos flores cada una.

Frutos: aquenios (no comestibles) con largas brácteas de tres lóbulos; maduran en octubre.

Floración y cosecha: entre mayo y junio.

Método de preparación: basta con hervir ramas floridas.

Generalidades

Esta flor es apropiada para los que no se sienten suficientemente fuertes como para soportar el peso de la vida, después de haberse convencido de que no poseen la energía necesaria. Aunque cumplen con sus obligaciones de forma suficientemente normal, no consiguen soportar las ocupaciones cotidianas, duras, privadas de intereses y monótonas. El estado de ánimo negativo fundamental es el de la incertidumbre, caracterizada por la desmotivación, la falta de entusiasmo, la depresión ligera pero duradera y un extraño malestar interior que absorbe la energía vital y lleva al agotamiento.

El carpe blanco, a juzgar por sus rasgos, asegura la curación a las personas que reciben las indicaciones energéticas provenientes de las flores masculinas y femeninas, además de la configuración simbólica de la planta entera. Las flores masculinas inclinadas hacia el suelo dan una imagen concreta de solidez. Esta última se asocia a la vitalidad vegetativa y sensitiva que brota del color verde rosado, que indica la combinación del genio y los sentimientos ardientes.

Las flores femeninas refuerzan las cualidades interiores de elevación y de coraje con su verde claro (alegría, esperanza, honestidad) y el carmesí aristocrático de los estigmas.

El espléndido follaje confirma la capacidad regenerativa de la planta. Debajo de sus frondas se está protegido de los «espíritus malignos» (pereza, indolencia, cobardía) que turban a estos eternos indecisos, entre los que se encuentran aquellas personas que están cansadas de la vida, a los que el carpe blanco asegura una acción tónica y vivificante de coraje, confianza en sí mismos y entusiasmo.

Síntomas negativos

Cansancio matutino injustificado.

Apatía y pereza generalizadas.

Se siente un peso sobre la espalda; las piernas y los brazos están casi paralizados.

Gran somnolencia, llegando a perturbar las tareas cotidianas.

Incapacidad de afrontar el trabajo diario y las responsabilidades que ello supone.

Insatisfacción, tristeza y melancolía.

Irresponsabilidad, indolencia y descuido de las responsabilidades.

17. Hornbeam

Falta de motivación, de iniciativa y, en resumidas cuentas, de ganas de vivir.

Ligera depresión que, aun no desembocando en la ansiedad y la angustia, merma la actividad y el carácter de quien la sufre.

Inseguridad y poca confianza en uno mismo.

Frialdad, indiferencia e incapacidad para establecer lazos fuertes con los demás.

Astenia prolongada que amenaza con convertirse en crónica.

Estados de emotividad inactiva con sensaciones de impotencia e ineptitud.

Complejo de inferioridad, incertidumbre, indecisión, incapacidad y fracaso.

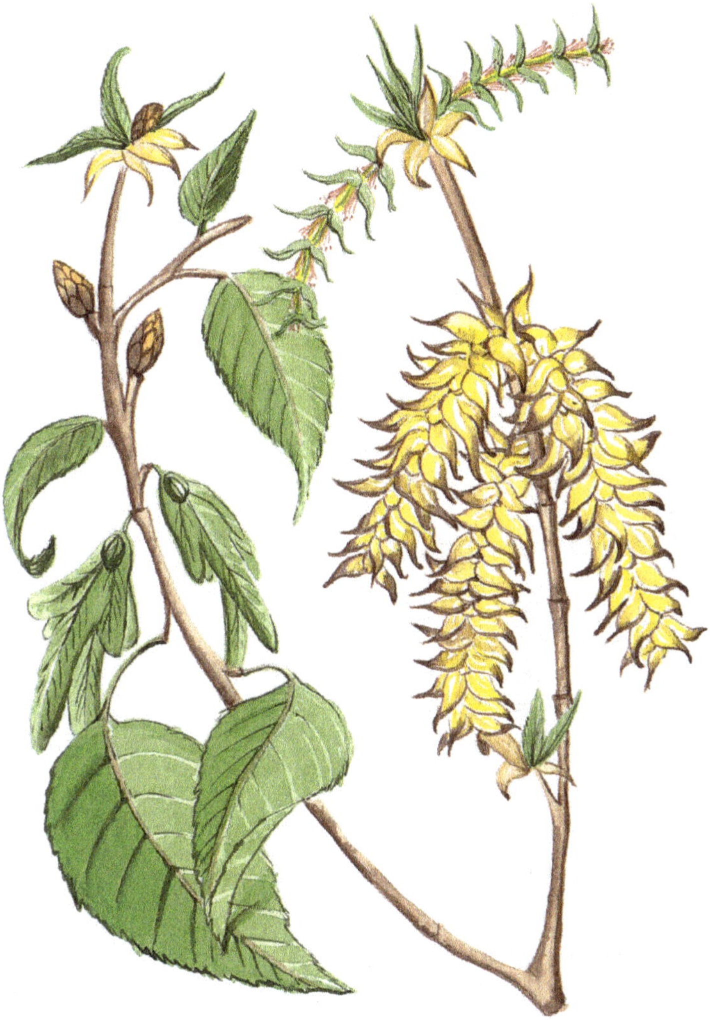

Indicaciones psicoterapéuticas

Abulia y cansancio generalizado: el paciente, a pesar de estar cualificado para desempeñar la tarea asignada, se ve incapaz, se bloquea mentalmente y acaba por desinteresarse.

Descenso psicomotor, disminución de la energía, sentimientos de culpa y de desvalorización, vacío mental, dificultad de concentración mental.

Agotamiento físico extremo antes de empezar un trabajo.

Aburrimiento persistente, que absorbe la energía y lleva a un estado de postración.

Pereza de carácter notable; desinterés por la buena mesa y el sexo.

En los niños

Interés insuficiente y curiosidad temperamental.

Falta de ganas de ir a la escuela e incluso de estudiar.

Protestas ante cualquier cosa que deban hacer.

Con padres incapaces de programar las actividades.

Indicaciones terapéuticas psicoorgánicas

Accesos de tos nerviosa.

Trastornos en el apetito, el sueño y la libido.

Hipotensión, corazón cansado, lipotimias, vértigos por indolencia.

Astenia, hipotonía muscular, trastornos psicosexuales por poco entusiasmo.

Pereza extrema y abulia. Desinterés por las actividades cotidianas más necesarias.

Hipofuncionalidad osteoarticular de carencia de estímulos y de gusto deportivo.

Características de la curación

Recuperación de la capacidad de alegrarse de nuevo y de resistir en situaciones monótonas.

Saber atesorar y sacar provecho de la propia energía vital.

Lucidez mental, alegría, optimismo y gusto por la acción.

18. Impatiens

Balsamina (o «no me toques»), Impacience, *Impatiens nolitangere*
Familia: *Balsaminaceae*

Origen: Himalaya.

Hábitat: tierras no cultivadas; en las orillas umbrías de los ríos, los canales y sobre los terrenos húmedos y hundidos.

Distribución: Europa septentrional.

Planta: anual, de fuste robusto, carnoso, semitransparente y rojizo.

Hojas: ovales, carnosas y con bordes dentados.

Flores: de unos 5 cm de ancho y color blanco rosáceo o rojo violáceo. Suelen agruparse en racimos compuestos por una docena de flores.

Frutos: cápsulas alargadas que, en la maduración, casi no se tocan, y que expelen con fuerza, en todas las direcciones, las semillas negras.

Floración y cosecha: entre julio y septiembre.

Método de preparación: se ponen a macerar al sol las flores violáceas.

Generalidades

Se trata de una flor muy apropiada para aquellas personas que se precipitan al pensar y al actuar y que se muestran impacientes, y se irritan, porque querrían que todo se resolviera inmediatamente, sin demoras, sin volverlo a pensar y sin contratiempos o retrasos, por lo que están siempre en tensión mental. El máximo de la contrariedad es tener a su lado colaboradores que pierden el tiempo, por ello prefieren trabajar solos y están convencidos de que no se pueden fiar de nadie. Cuando se ponen enfermos, están impacientes por curarse y se lamentan con los que los cuidan.

La balsamina posee el rasgo correspondiente al carácter de estas personas, que viven bajo presiones, que son precipitadas, intolerantes, tensas, irritables y que no poseen esas cualidades indispensables para vivir mejor consigo mismo y con los que le rodean.

El nombre popular de esta planta es *no me toques*, porque su cápsula, cuando llega a la maduración, si alguien la toca, se abre de golpe, muy irritada, para proyectar casi con rabia sus semillas negras contra quien le está molestando. El color negro de las semillas simboliza hostilidad y repulsión, pero también inconsciencia, tenebrosidad, poca fortuna, originalidad y magia negra.

La flor, que juega sobre una gama de colores que va del blanco rosado al rojo violáceo, representa la vivacidad dela persona que es impaciente y voluble como un molinillo fantasmagórico o una peonza, para arrastrar detrás suyo una muchedumbre indolente.

El fruto nos hace sentir de inmediato la irritabilidad de la balsamina, ya que nos escupe a la cara las semillas al más leve roce.

El fuste robusto, carnoso, semitransparente y rojizo simboliza la electricidad, necesaria para la realización en toda soledad de proyectos ambiciosos.

La balsamina es similar a un cerebro bastante desarrollado, que funciona como un fax, recogiendo rápidamente una sucesión de palabras y de actos que han intervenido en una decisión.

El principio terapéutico de la curación basada en la semejanza, encuentra una confirmación evidente en la relación entre la balsamina y las personas aquejadas de los males que se citan a continuación.

Síntomas negativos

Tensión mental persistente, irritabilidad, ímpetu e impaciencia.

Incapacidad de ponerse en el lugar de los demás y de comprender sus errores.

Perfeccionismo, exigiendo tal vez una excesiva rapidez y calidad en los resultados.

Decisiones apresuradas por impulsividad o tendencia a hacer varias cosas a la vez.

Euforia que puede desembocar en un orgullo exagerado y en un desprecio por los demás.

Emotividad activa, atareada, presurosa, incapaz de esperar.

Impaciencia, irritabilidad e intolerancia hacia las enfermeras y los médicos que le asisten.

Indicaciones psicoterapéuticas

Agresividad causada por la impaciencia.

Irritabilidad desmesurada provocada por cualquier reacción con el entorno.

Ansiedad o pérdida de paciencia en padres que no aceptan los ritmos de comportamiento de los hijos.

En los niños

Impacientarse cuando los adultos pierden el tiempo.

No conseguir estar quietos esperando que llegue alguien.

Llanto e irritabilidad durante visitas, compras y esperas.

Trastornos del lenguaje, hipercinesia vocal o balbuceos.

Indicaciones terapéuticas psicoorgánicas

Hipercinesia, desorden y déficit de la movilidad, con actos desmañados con autolesión causados por la impaciencia.

Ronquera, tos, expectoraciones, bostezos de impaciencia y nerviosismo.

Náuseas, vómitos y aerofagia provocados por tensión mental y frustración.

Bulimia, apetito incontrolado por excesivo consumo de energía.

Trastornos dispépticos, gastralgias, enterocolitis en comedores presurosos.

Trastornos hepatobiliares por psicosomatización en personas impacientes.

Diarrea por tensión interna en pacientes presurosos, hipercinéticos e irritados.

Accesos de tos seca y sofocos causados por una tensión emocional acentuada.

Hipertensión funcional en personas pletóricas que están siempre en movimiento y agitación.

Esclerosis arterial en pacientes autoritarios, exigentes consigo y con los demás.

Movimientos espasmódicos en las personas que quieren hacer muchas cosas a la vez.

Dermatopatías en las que el síntoma principal es el prurito.

Dermopatías causadas por pomadas o por fármacos no biológicos.

Características de la curación

Desaparece la tensión, los espasmos nerviosos y la precipitación.

Con el retorno del equilibrio interior, se adquiere do-mi-nio sobre sí mismo, calma, tolerancia, paciencia, deseo de colaboración y de compañía.

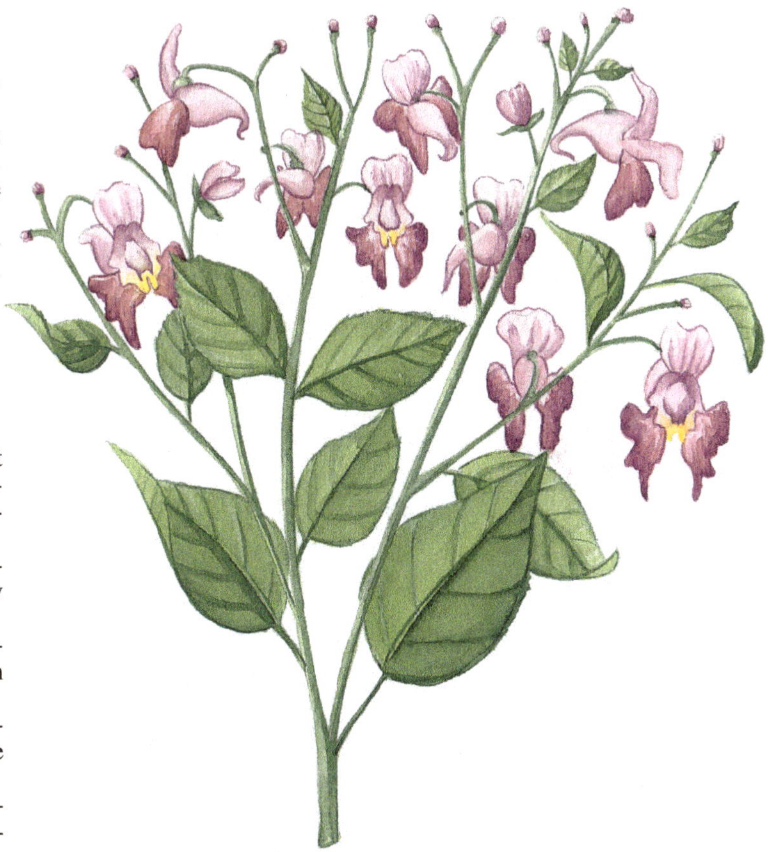

19. Larch

Alerce europeo, Mélèze, *Larix decidua*
Familia: *Pinaceae*

Origen: Alpes, Cárpatos y Escocia.

Hábitat: crece en zonas guijosas en los limites de los bosques; a pesar de que se encuentra en zonas alpinas por debajo de los 2.000 m, es más frecuente hallarlo en colinas y altozanos.

Distribución: se encuentra en toda Europa.

Planta: árbol de fuste alto (30-40 m); capaz de vivir hasta 500 o 600 años. De hoja caduca, su corteza, gris por fuera y rojiza por dentro, está surcada por varias estrías, y tiene las ramas dispuestas en pirámide.

Hojas: aciculares, de color verde claro, marcadas por un surco longitudinal y formando penachos.

Flores: bisexuales; las masculinas, de color amarillo intenso, doradas, se encuentran sobre conos de pocos milímetros; las femeninas, de color rosa, se encuentran sobre pequeñas piñas rojizas.

Frutos: conos con escamas; en la axila de cada una hay dos semillas ovales, con una ala en el borde.

Floración y cosecha: entre abril y mayo.

Método de preparación: se hierven las ramas con flores masculinas y femeninas.

Generalidades

Esta flor es apropiada para aquellas personas que se creen menos hábiles o menos capacitadas que las demás y están convencidas de que nunca alcanzarán el éxito deseado. Por esto, por miedo a equivocarse, no se arriesgan ni se esfuerzan en tomar iniciativas. Es más, se dejan alcanzar por el desaliento o por la desesperación cada vez que se convencen de que el proyecto en el que se han comprometido es demasiado difícil y sobrepasa sus capacidades y posibilidades reales. En otras palabras, están dominados por el «complejo de fracaso».

Encontramos de nuevo estos estados de ánimo en las señales del alerce, conífera plurisecular que con el remedio floral asegura una buena recarga energética en la persona desalentada y al borde de la desesperación. Esta flor comunica confianza en sí mismo, coraje para perseverar y habilidad al tomar iniciativas triunfadoras.

Los significativos del alerce aluden a la victoria. El color amarillo vivo de las flores masculinas y el rosa de las femeninas, asociadas al verde claro de la conífera, sintetizan, en un maravilloso escenario alpino, el retorno de la capacidad de orientar la energía de la vida hacia objetivos precisos. El color amarillo simboliza la capacidad de decisión. El color verde confirma que, a la decisión, le seguirá la acción realizadora. El color rosa asegura una conclusión positiva lineal y sin contratiempos. El color verde claro de la conífera simboliza una autovaloración positiva de la propia habilidad al enfrentarse con los desafíos cotidianos, coraje cuando es necesario afrontar imprevistos aparentemente insuperables y, finalmente, perseverancia en la puesta a punto de las propias cualidades positivas.

Síntomas negativos

Sensación de intranquilidad y de incapacidad respecto al trabajo que se debe llevar a cabo.

Momentos de extrañeza en los que desaparece la confianza en sí mismos.

Estados de emotividad inactiva y de espera desalentadora.

Tendencia a dejar para otro momento el trabajo y a postergar las obligaciones.

Temor de obtener resultados inferiores a lo previsto o incluso fracasos totales.

Malhumor melancólico repetitivo, con refugio en el aislamiento y en el silencio.

Inquietud esperanzada en pacientes exigentes e infelices.

Momentos de resignación con deseo de «lanzar la toalla», es decir, de rendirse.

Postración con pérdida de la voluntad y de la capacidad de trabajar.

Desvalorización repetitiva de sí mismos y de los demás.

Búsqueda de excusas o pretextos para sustraerse al propio deber.

Indicaciones psicoterapéuticas

Introversión, pesimismo, flaqueza, tristeza y desaliento.

Tendencia a permanecer anclados en experiencias negativas pasadas.

Depresión con pérdida temporal de intereses para el trabajo.

Disminución psicomotora, disminución de energía, sentimiento de culpa y de desvalorización, dificultades de concentración y amnesias.

Estados de nerviosismo, alternando momentos de alegría, euforia e hilaridad con otros de tristeza, depresión y llanto.

En los niños

Timidez, llegando incluso a esconderse cuando llegan extraños a casa.

Se alternan los estados de euforia con los de depresión.

Lenguaje vacilante, monosilábico y balbuceante.

Desaliento como consecuencia de algún error.

Desconfianza en las propias cualidades y dependencia sumisa de los demás.

Indicaciones terapéuticas psicoorgánicas

Cefaleas, migrañas y neuralgias causadas por la convicción de fracasar.

Síntomas respiratorios de sensación de inferioridad y de incapacidad.

Hipotensión, corazón cansado, lipotimias por falsa modestia y pasividad.

Sofocos y arritmias cardíacas causadas o acentuadas por el temor de fracasar.

Colon irritable por la obsesión de ser vencidos desde el principio.

Trastornos de los riñones y la vejiga causados por inseguridad melancólica o miedo.

Rigidez osteoartrósica, dolores reumáticos por complejo de inferioridad.

Ineficacia sexual por miedo al fracaso.

Características de la curación

Se encuentra de nuevo el placer de perseverar en los propios compromisos.

Se adquiere una seguridad constante en sí mismo y en el propio trabajo.

No se duda de no poder estar a la altura del propio trabajo.

Se arde en deseos de concluir satisfactoriamente una tarea.

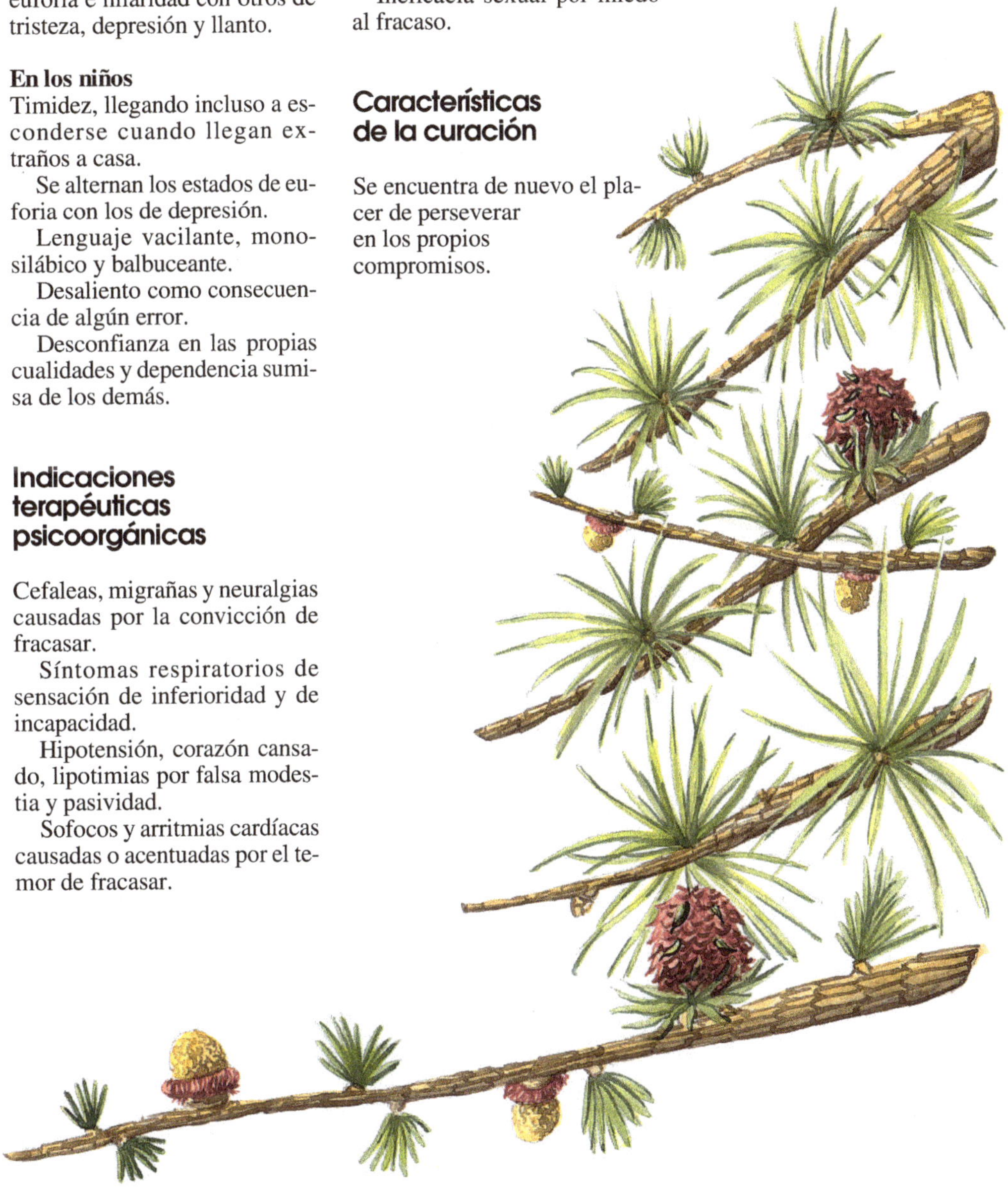

20. Mimulus

Mímulus amarillo, Muscade, *Mimulus guttatus*
Familia: *Scrophulariaceae*

Origen: América septentrional, Aleutianas. Se trata de una planta introducida en el Reino Unido en 1812 y poco después en el continente.

Hábitat: crece en regiones septentrionales húmedas y frías, en terrenos más bien húmedos, cerca de los cursos de agua y en las orillas de los estanques.

Distribución: se encuentra en las regiones subtropicales y en América del Norte.

Planta: perenne, de unos 20 o 45 cm de altura, aunque por lo general no suele pasar de los 30 cm. Se utiliza con mucha frecuencia para crear márgenes coloreados, de gran efecto estético, en los jardines.

Hojas: simples opuestas, sobre fustes tetragonales.

Flores: amarillas con numerosas manchitas rosas; similares a las del dragón, provistas de pedúnculos y colocados sobre la axila.

Frutos: cápsulas.

Floración y cosecha: entre junio y septiembre.

Método de preparación: se dejan macerar las flores al sol.

Generalidades

Esta flor es apropiada para aquellas personas que tienen miedo de enfrentarse con la realidad, ya que temen sufrir accidentes, enfermedades, dolores, pobreza, soledad y otros desastres similares. Soportan todo esto en silencio, sin lamentarse ni hablarlo con nadie, y llegan incluso a sentir miedo de sus propios temores.

La naturaleza *medicatrix* ha impreso en el mímulus una serie de rasgos que le permiten establecer ciertas relaciones con este tipo de personas. De hecho, están presentes todos, tanto los positivos como los negativos, pudiendo encontrar en él la tranquilidad y la capacidad de afrontar los acontecimientos, los desafíos y los disgustos usuales de la vida cotidiana eliminando la inseguridad que acecha.

Su remedio floral es apropiado para las personas tímidas, reservadas e hipersensibles. Los acompaña hasta la calma y el equilibrio interior, permitiéndoles alcanzar el control de su sensibilidad, concienciándolos de que lo cotidiano, incluso en sus aspectos más ingratos, forma parte del mundo y de nuestra vida.

El mímulus infunde un coraje y una confianza que derivan de la riqueza interior, tal como se puede ver en sus grandes flores amarillas con manchitas rojas que infunden alegría y optimismo, invitando a quien las contempla a ser extrovertido, como puede hacer el color del sol en un día de serenidad interior.

La multitud de manchitas rojas que motean el amarillo expresan una potencialidad instintiva que se transforma en seguridad y desenvoltura. Desaparece el estado negativo de los que se sienten atemorizados y advierten un miedo injustificado por cualquier cosa.

El color rojo expresa pureza de sentimientos, acontecimientos felices, bienestar y optimismo, por lo que liberan la sensibilidad del miedo cotidiano y aumentan las reservas de energía que servirán para que el paciente se haga fuerte cada vez que se encuentre en contacto con aquellas cosas, personas o acontecimientos que le atemorizaban o le sumían en un estado de timidez o aprensión.

Síntomas negativos

Miedo de la enfermedad, del dolor físico, de la oscuridad y de la soledad.

Miedos usuales de la vida cotidiana, soportados en secreto y en silencio.

Miedo de tener un accidente, de la mala suerte, en general, y de la pobreza.

Miedo de los animales, de los exámenes y de tener que hablar en público.

Miedo de viajar o de desplazarse.

Tensión emotiva, temor y aprensión causada por cosas conocidas.

Timidez, complejo de inferioridad y respeto hacia los superiores.

Ansias de anticipación, miedo de llegar tarde o no llegar a las citas.

Agorafobia y claustrofobia, siendo comunes las fantasías que reproducen estos estados de ansiedad.

Rechazo de todo contacto y relación con las personas.

Pusilanimidad y cobardía provocadas por la introversión.

Huída del mundo y de la realidad mediante el ensimismamiento.

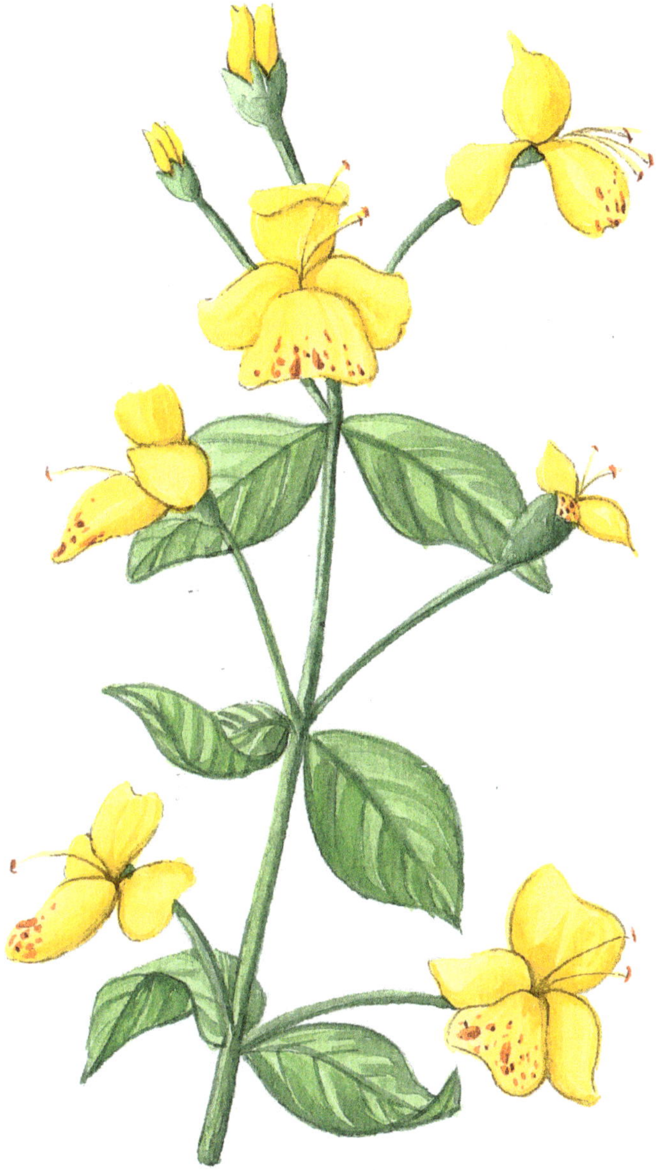

Indicaciones psicoterapéuticas

Crisis de pánico, con disnea, palpitaciones, molestias en el tórax, sensación de ahogo, sudoración, parestesias, lipotimias y temblores.

Somatizaciones: convicción de estar enfermos desde siempre; síntomas pseudoneurológicos, gastrointestinales, del aparato reproductor femenino, psicosexuales, cardiorespiratorios y dolorosos.

Ansiedad e inquietud, provocadas a menudo por el estrés.

En los niños
Bebés que tienen miedo de todo y lloran sin razón al despertar.

Dependencia excesiva de la madre.

Llanto, gritos y desobediencia injustificada.

Indicaciones terapéuticas psicoorgánicas

Balbuceos, ronquera, afonía, disfonía y dislexia provocados por el miedo.

Sustos, palpitaciones, extrasistolias y arritmias cardíacas.

Enuresia nocturna, incontinencia urinaria y tenesmo de la vejiga.

Acrocianosis e insuficiencia circulatoria periférica por hipersensibilidad.

Aerofagia, ardores gástricos, aerocolia y meteorismo causados por la tensión interior.

Bolo esofágeo, colitis catarrales y colon irritable por temor histérico.

Diarrea, incontinencia fecal y estipsis espasmódica.

Disnea, fatiga, otros trastornos respiratorios.

Tos seca y rabiosa, laringitis y crisis de asma bronquial causados por una sobrecarga de tensión nerviosa.

Eyaculación precoz, impotencia, amenorrea y dismenorrea.

Características de la curación

Dominio de sí mismo y equilibrio interior, acompañados por extroversión, alegría, optimismo y ganas de afrontar la vida.

Se afrontan sin miedo todas las situaciones y problemas.

Calma, serenidad, cordialidad y sentido del humor.

21. Mustard

Mostaza silvestre, Moutarde, ***Sinapis alba***
Familia: ***Cruciferae***

Origen: regiones de la cuenca mediterránea.

Hábitat: crece en setos, muros, senderos pedregosos y ruinas.

Distribución: cuenca del Mediterráneo.

Planta: herbácea perenne o anual, de 20 o 25 cm de alto, con fuste erguido, piloso, con surcos y hueco en el interior, y raíces fusiformes.

Hojas: alternas, pecioladas, recortadas irregularmente, con los bordes dentados, con superficie pilosa y de crecimiento rápido.

Flores: con 4 sépalos verdosos separados en ángulo recto y 4 pétalos de color amarillo pálido. Las flores, de diámetro 12-15 mm, se agrupan en inflorescencias con el ápice redondeado en forma de sombrilla en la cima de la planta.

Frutos: silicuas pedunculares, con cerdas pilosas y blanquecinas, que terminan en un pico que contiene dos o tres semillas redondas y amarillentas con las que se prepara la mostaza. En el siglo XIV las semillas se pisaban junto con el mosto de uva.

Floración y cosecha: entre abril y septiembre.

Método de preparación: basta con hervir las ramas floridas.

Fitoterapia: propiedades aromáticas (hojas); laxantes, digestivas (semillas).

Generalidades

Se trata de una flor muy apropiada para los que sufren de crisis de melancolía o de desesperación y se sienten invadidos por una tristeza profunda e inexplicable. Se lamentan de haber caído en un abismo sin luz de esperanza, como si estuvieran envueltos por una nube negra o sumergidos en un mar de niebla.

Sorprende el hecho de que ellos mismos ignoren el porqué de su tristeza.

Como no consiguen explicarse los motivos de su estado de ánimo, se esconden en la soledad, para no molestar o apenar a los que les rodean.

Se irritan pensando en su infelicidad, verdaderamente poco envidiable. Están rodeados por pensamientos oscuros de enfermedad, muerte y desgracia. Sobre su rostro no se encuentran indicios de vibraciones de felicidad o de esperanza.

La mostaza es el remedio más indicado para la depresión, sobre todo si se desconocen las causas. Lleva la señal de los estados positivos y negativos que comparte con el paciente.

Se trata de una planta que crece en lugares salvajes, en caminos o setos polvorientos, senderos pedregosos y ruinas desoladas, que sugieren melancolía. La vida de las personas tristes o desesperadas se desarrolla entre dificultades materiales y espirituales.

El color amarillo claro de las flores de la mostaza aporta luminosidad y alegría allí donde el ambiente es oscuro y poco hospitalario. Su remedio floral aleja la melancolía, disuelve la niebla de la desesperación, proporcionando fe y claridad espiritual en los ánimos desconcertados.

Síntomas negativos

Melancolía, tristeza, depresión y desesperación sin saber a ciencia cierta su causa.

Ausencia de cualquier esperanza: el paciente no confía ni en sí mismo ni en los demás.

Desaliento al encontrarse con la espalda contra la pared o a un paso del final.

Tensión emotiva, temor y aprensión causada por lo desconocido.

Falta de una explicación aceptable para salir de la crisis.

Ausencia de un razonamiento que lleve a la solución de la crisis.

Sensación de una melancolía decididamente diabólica, autolesiva.

Consideración de que la existencia no es más que una broma pesada de magnitudes cósmicas.

Se presiente la existencia de una fuerza oculta, de una ley que conduce a todos los seres a la locura y la destrucción.

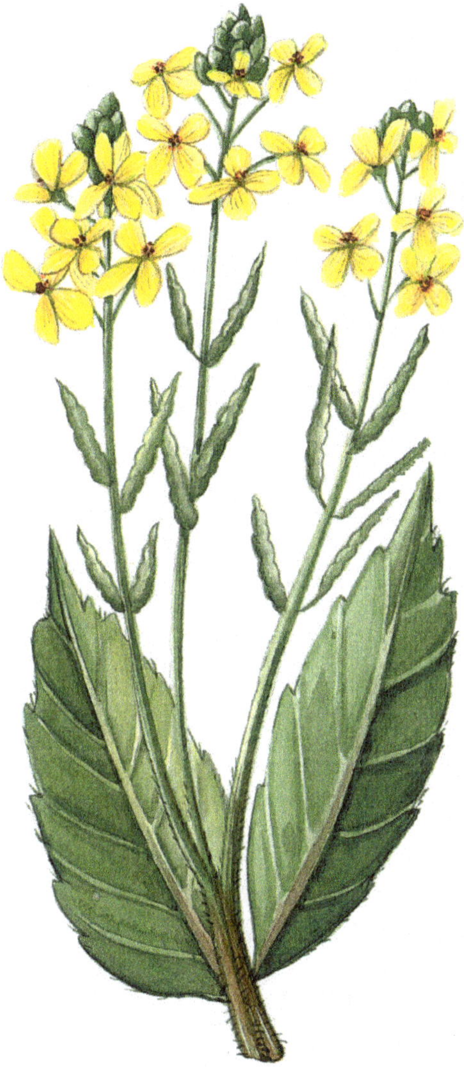

Indicaciones psicoterapéuticas

Hipersensibilidad extrema. El paciente acusa dolorosamente todo estímulo procedente del exterior.

Trastornos obsesivos y compulsivos que se materializan en una espera aprensiva y en una excesiva preocupación.

Miedo y desconfianza en el futuro, presintiendo la inminencia de un final trágico.

Depresión y atonía, con pérdida de todo interés.

Pérdida del placer por todas las actividades y pasatiempos, asociada a trastornos del apetito, del sueño y de la libido.

Disminución de la energía, complejos de inferioridad y de culpa, descenso psicomotor.

Estado depresivo después de operaciones quirúrgicas por extracción de órganos.

En los niños
Laconismo, muchas veces ligado a protestas o crisis depresivas.

Pudor y desconfianza a la hora de manifestar su dolor.

Sentirse excluido del afecto de sus padres y amigos.

Inquietud y agitación sin una causa específica aparente.

Depresión en niños y adolescentes antes de un cambio.

Dolores vagos, persistentes o no, sin ninguna causa aparente.

Indicaciones terapéuticas psicoorgánicas

Reducción del aparato locomotor causada por una depresión.

Reducción de la percepción sensorial causada por confusión mental.

Acrocianosis, sabañones, enfermedad de Reynaud por estasis emotiva.

Hipotensión, hipotonía, lipotimia y vértigos por estado opresivo.

Inapetencia, aerofagia, ardores gástricos y aerocolia producidas por la ansiedad.

Trastornos de la actividad sexual por lentitud en los reflejos.

Características de la curación

La alegría se abre paso por entre la tristeza.

La mente y el corazón se abren a la vida.

Se comprenden las causas de las crisis de melancolía y desesperación y se les quita importancia.

El equilibrio descansa en este momento sobre la serenidad interior conseguida de nuevo y sobre la claridad de ideas.

22. Oak

Encina (Roble), Chêne, *Quercus robur*
Familia: *Fagaceae*

Origen: en Europa, durante la era terciaria, en el período cenozoico, hace 70 millones de años.

Hábitat: terrenos fangosos o arcilloso-calcáreos, ricos en minerales, húmedos y frescos.

Distribución: en toda Europa, hasta los 1.000 m de altitud.

Planta: es, sin lugar a dudas, un árbol muy longevo (500-2.000 años), de hoja caduca y proporciones enormes, majestuosas, (30 o 40 m). Las raíces son muy profundas, el tronco erguido y de madera robusta, corteza dura, y con la copa muy ramificada, ancha, desmembrada y de distribución desordenada. Las ramas son muy frondosas, siendo las inferiores particularmente macizas y retorcidas.

Hojas: duras y coriáceas; el haz es liso y de un verde oscuro y brillante; el envés está recubierto de una vellosidad lanosa.

Flores: amentos monoicos; las flores masculinas son de un color verdoso y se agrupan en amentos filamentosos; las flores femeninas, de color rojo y colgantes, se agrupan en pares y tríos en inflorescencias, sobre las ramas terminales.

Frutos: aquenios ovales (bellotas); maduran entre septiembre y octubre.

Floración y cosecha: entre abril y mayo (se utilizan únicamente las flores femeninas).

Método de preparación: se maceran las flores al sol.

Fitoterapia: propiedades terapéuticas notables.

Generalidades

Esta flor es apropiada para aquellas personas que luchan duramente por curarse o por conseguir sus sueños, ya que por muy desesperado que sea el caso, prueban todas las vías. Se trata de personas obsesionadas con el deber. Cualquier imprevisto que les impida llevarlo a cabo les enoja y les espolea todavía más para acabar aquel trabajo que se les ha encomendado. Sus relaciones con los demás también la entienden de esta manera: su deseo de ayudar y de ser agradables puede acabar convirtiéndolos en una molesta compañía. Afrontan las dificultades sin renunciar al esfuerzo. No ceden nunca, pero necesitan un remedio para recuperar la energía gastada.

La encina es sin duda su vegetal, a juzgar por los rasgos que le ha otorgado la naturaleza y que la han investido de esa aura sagrada que ha tenido en otros tiempos. Los celtas atribuían a la encina (*kaer quer*, esto es, «árbol bello») poderes proféticos y curativos. Los griegos y los romanos la consagraron a Zeus y a Júpiter, respectivamente.

Sus rasgos, sin lugar a dudas, confirman su vitalidad perenne, dada su longevidad, convirtiéndose en el símbolo de las virtudes cívicas y militares así como de la fuerza asociada a la lealtad (coronación con ramas de encina).

Su porte sugiere la resistencia, el coraje, la tenacidad y la seguridad mostrados ante las adversidades.

El color rojo de las flores femeninas comunica una seguridad, a veces incluso excesiva, gracias a su inagotable reserva energética. Transmite vivacidad, amor, apetito y energía en movimiento. Es el color de la fuerza no solo física, sino también espiritual.

Síntomas negativos

Determinación de encadenarse al trabajo.

Desaliento por conseguir el estilo de vida al que se aspira.

Obcecación en buscar y en aceptar nuevos trabajos y obligaciones.

Altruismo exagerado y excesivo desde un punto de vista psicofísico.

Amor desbordante que hace cargar sobre sí mismo el peso ajeno.

Desaliento e incluso desesperación si un problema se ha desbocado.

No reconocer ningún límite, con el consiguiente peligro de acabar exhaustos.

Estados de excesiva emotividad activa, exuberante, extrovertida y expansiva.

Disciplina férrea.

Cansancio crónico que a la larga incide en el estado anímico.

Desgaste psicofísico rápido causado por un trabajo excesivo.

Indicaciones psicoterapéuticas

Insatisfacción consigo mismo causada cuando algo impide a la persona desarrollar su labor.

Trastornos maníaco-depresivos con hiperactividad, verborrea o irritabilidad, sufridos durante o después de una crisis por personas con mucho trabajo, orgullosos y que no aceptan las derrotas.

Ansiedad generalizada, con tensión motora, aprensión, hiperactividad neurovegetativa y síntomas de vigilancia y alarma en personas muy atentas y responsables en su trabajo.

En los niños

Timidez, inadaptación, propensión al desaliento e insatisfacción.

Testarudez y autocoerción para conseguir lo que se proponen.

Agresividad hacia los compañeros que consiguen mejores resultados en la escuela.

Debilidad provocada por una constante actividad de estudio.

En los adolescentes, desesperación por fracasos escolares.

Indicaciones terapéuticas psicoorgánicas

Crisis de asma en las personas que se intranquilizan cuando saben que deben abandonar sus obligaciones.

Desgaste energético, estados de colapso y agotamiento.

Sustos, palpitaciones, extrasístoles, arritmia cardíaca y taquicardia.

Trastornos hepatobiliares en los que sufren de hipocondría por excesivo trabajo.

Lumbalgia, ciáticas, espalda contraída por cansancio prolongado. Suele ser muy común en profesionales que temen un fracaso laboral.

Neurastenia sexual en personas muy ocupadas en trabajos comprometedores.

Características de la curación

Se comprende que la vida no consiste en una batalla permanente.

Se recupera el equilibrio competitivo en una visión mucho más tranquila y equilibrada de la lucha por la vida, libres de complejos de inferioridad.

Se comprende que cada uno de nosotros tiene sus propias limitaciones naturales, insuperables si no se quiere caer enfermo.

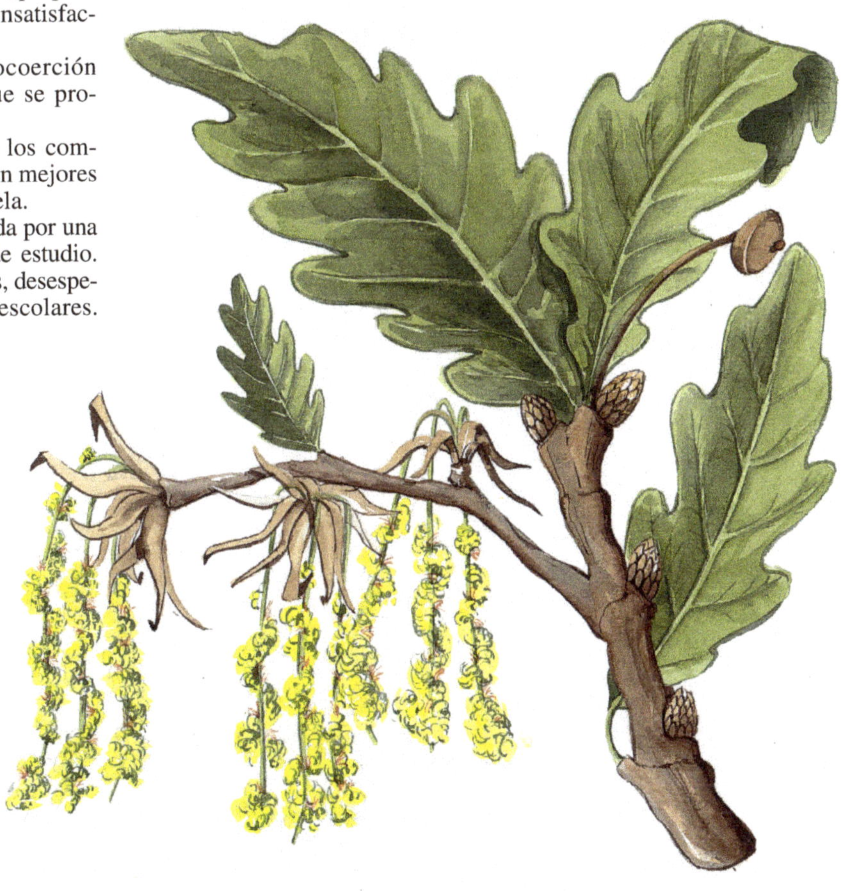

23. Olive

Olivo, Olivier, *Olea europaea*
Familia: *Oleaceae*

Origen: Asia Menor.

Hábitat: países templados, terrenos pobres y pedregosos.

Distribución: en los cinco continentes: Europa del Sur, África del Norte, Asia suroccidental, América noroccidental y Australia.

Planta: árbol de hoja perenne, de tronco irregular y retorcido, con ramas rectas y delgadas, copa alargada y raíces bastante resistentes.

Hojas: coriáceas, estrechas y lanceoladas. El haz es de un color verde grisáceo brillante. El envés es plateado, piloso y de una consistencia similar a la del cuero.

Flores: son hermafroditas de cuatro pétalos, de color blanco lechoso, casi amarillento. Muy olorosas, crecen en racimos axilares de 20 o 30 flores. Es necesario podarlo mucho para que crezcan muchas flores.

Frutos: aparecen únicamente después del décimo año de edad. Son drupas ovales de color verde. La semilla es dura, recubierta de una pulpa blanda. La cosecha se realiza durante el invierno.

Floración y cosecha: entre abril y junio.

Método de preparación: se maceran al sol las ramas floridas.

Fitoterapia: propiedades terapéuticas notables y diversas.

Generalidades

Esta flor es apropiada para los que han sufrido mucho y se sienten incapaces de realizar cualquier esfuerzo. Su desinterés por la realidad es muy grande. La vida se ha vuelto para ellos una desagradable carga, provocándoles la sensación de ser completamente inútiles.

Es necesario tranquilizar el espíritu, fortificar el cuerpo y volver a aceptar la vida. Es necesario empezar de nuevo, dejar atrás el recuerdo de las largas enfermedades, de las preocupaciones, y de todo el estrés que ha dejado nuestra moral por los suelos.

La persona que sea sensible al olivo volverá a encontrar en el elixir de flores blancas —que reflejan sus aspiraciones de regeneración y paz interior— la pureza, la fuerza física y psíquica y la alegría de la transformación liberadora.

La curación será un retorno, y no solo simbólico, al seno de la madre; a una mística y suave dulzura nunca olvidada pero que se había perdido por el camino de polvo y suciedad de las miserias de la vida.

El olivo ha tenido siempre un significado de salud y de paz, que volvemos a encontrar en los paisajes mediterráneos. Es una garantía de ello el plateado y vivaz color de la copa alargada del árbol, plantada sobre un tronco irregular y retorcido, como el carácter de una persona puesto a prueba por el duro cansancio de la existencia.

Sus ramas rectas, delgadas y clarividentes son similares a la inteligencia de los que se contentan con cosas sencillas, pero que no quieren que se les considere un estorbo.

El olivo necesita pocos cuidados y crece en terrenos escarpados, pobres y rocosos, en donde ofrece al caminante la pulpa blanda de sus pequeños frutos, las olivas, que son extraordinarios vehículos de energía inagotable.

Síntomas negativos

Sentirse completamente agotados, tanto física como psicológicamente.

Desinterés por las personas y todo lo que le rodea, por muy agradables que sean.

Indiferencia hacia los placeres de la mesa, el sexo, el deporte y las diversiones.

Abulia y deseo de dormir durante mucho tiempo.

Descuido de compromisos y obligaciones, dejarlo todo para mañana.

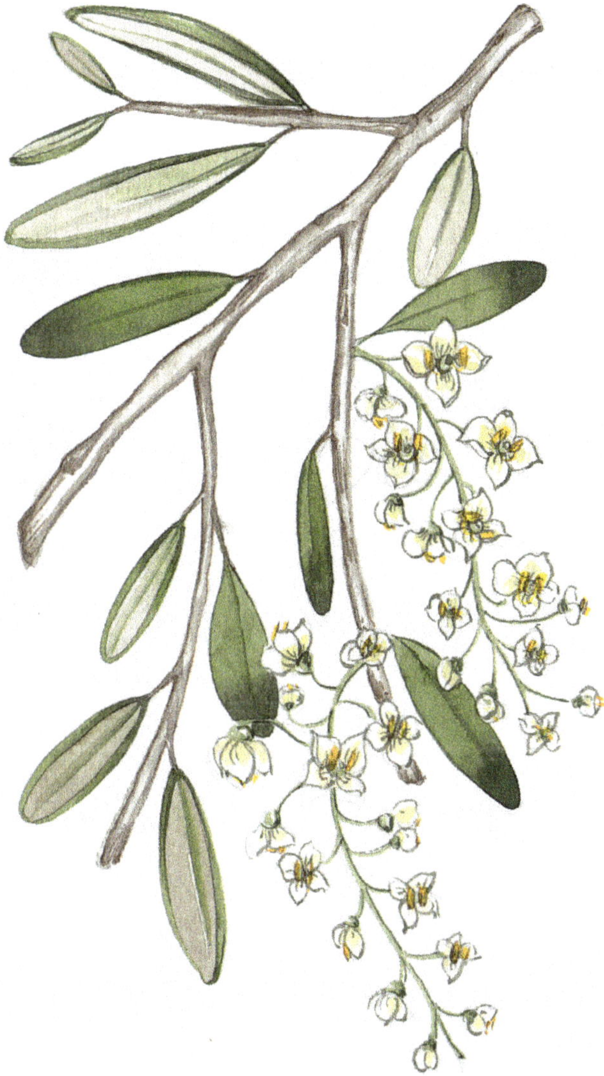

Emotividad inactiva, indecisa, pusilánime y congelada por la infelicidad.

Mutismo, aislamiento y sensación de derrota.

Introversión, desaliento, aburrimiento e indiferencia.

Deseo de morir para poder descansar de una vez por todas.

Indicaciones psicoterapéuticas

Abandonarse a la inactividad, agotamiento general y trastornos neurovegetativos.

Incapacidad patológica para realizar cualquier esfuerzo mental.

Ausencia de cualquier respuesta a estímulos externos producida por el cansancio.

Depresión que puede desembocar en tendencias autolesivas e incluso suicidas.

Cambio de personalidad.

Extrañamiento de la realidad.

Indolencia y desentendimiento de todas las responsabilidades.

Despersonalización, con pérdida temporal del sentido de la realidad.

En los niños

Recién nacidos prematuros con sufrimientos antes del parto.

Debilidad después de una larga enfermedad.

Dificultad de aprendizaje por cansancio mental.

Niños y adolescentes que se lamentan de ser infelices y estar cansados.

Indicaciones terapéuticas psicoorgánicas

Abatimiento psicofísico persistente, sin causa manifiesta.

Fácil disponibilidad para enfermar de hipotonía o carencia inmunológica como consecuencia de un profundo cansancio y una total falta de alegría.

Postración persistente después de una grave infección seguida por larga convalecencia.

Náuseas, vómitos y trastornos hepáticos por disgustos sobre la realidad presente.

Piernas pesadas, dificultad deambulatoria y descoordinación motora por falta de fuerzas.

Somnolencia diurna e insomnio nocturno.

Características de la curación

Renacen las ganas de vivir, el cansancio desaparece.

Ha vuelto el antiguo vigor con una fuerza y una energía nueva y renovada.

Se plantean actividades en el presente, se realizan proyectos para el futuro.

Se sienten con nuevas fuerzas y más preparados para dirigir las propias energías.

24. Pine

Pino (Pino de Escocia), Sapin sylvestre, *Pinus silvestris*
Familia: *Pinaceae*

Origen: Europa y Asia.

Hábitat: crece en las llanuras, donde es muy alto, llegando a alcanzar hasta 30 o 40 m, y también en la montaña, encontrándose por debajo de los 1.000 m de altitud.

Distribución: muy amplia, en las zonas templadas europeas y asiáticas del hemisferio boreal, desde España hasta Siberia.

Planta: se trata de un árbol de grandes proporciones que gusta la luz y que puede vivir hasta 500 o 600 años. Su tronco es muy alto, con una corteza lisa y de color gris o marrón que con el paso del tiempo se agrieta y adquiere un color rojizo. La copa es cónica, espesa, elegante y delgada.

Hojas: aciculares, pequeñas (3 o 5 cm), escondidas, emparejadas, curvadas, retorcidas y de un color verde oscuro que tiende al violeta.

Flores: las masculinas son oblongas en la base del brote y de un color amarillo rosáceo. Poseen mucho polen. Las femeninas, que necesitan de tres años para madurar, se encuentran en el extremo del brote y son de color rosa.

Frutos: salen en otoño. Las piñas crecen en parejas y orientadas hacia el suelo. De color verde al principio, acaban adquiriendo un bello tono marrón cuando están maduras.

Floración y cosecha: entre abril y mayo.

Método de preparación: se hierven las ramas floridas (masculinas y femeninas).

Fitoterapia: propiedades descongestionantes, diuréticas y antirreumáticas.

Generalidades

Esta flor es apropiada para aquellas personas que tienden a criticarse y culpabilizarse por todo, sin sentirse satisfechas nunca por nada, y cargando incluso con los defectos y errores de los demás.

Esta incesante obsesión les hace sentirse insatisfechos hasta tal punto que pierden el coraje, se desesperan y se vuelven incapaces de actuar a causa de la vitalidad reprimida.

Los rasgos del pino, que relacionan la flor con los estados negativos de estas personas, nos muestran incluso el revés de la medalla, es decir, los estados positivos. La curación está simbolizada por las características figurativas de este árbol ornamental tan fascinante, sin duda el más bello de la flora mediterránea. El amarillo de las flores masculinas, llenas de polen, comunica una corriente positiva, que garantiza vitalidad, dinamismo, entusiasmo y optimismo en la acción. El rosa de las flores femeninas añade la comprensión y el perdón, mitigando ciertas actitudes acídulas del amarillo, que pueden desembocar en timidez, indecisión y escasa voluntad de recuperación causadas por complejos de culpa.

Las hojas aciculares son de un color verde oscuro con reflejos violáceos y su forma indica que posee la dureza y la fuerza necesarias para hacer frente a las opiniones de los demás. El color verde aumenta la capacidad de autoestima, orientando a la persona hacia la precisión, la lógica y el control prudente de los propios actos.

Síntomas negativos

Desaliento y profundo sentimiento de culpa crónicos.

Constante sensación de derrota, con persistente autocrítica.

Perfeccionismo obsesivo, que llega a producir una visión alterada de las cosas.

Necesidad obsesiva de estar presente y ser responsable de cada acontecimiento, tanto cuando tiene lugar, como por los efectos que puedan derivarse. Esto puede suceder incluso por cosas de poca importancia o por el olvido de actos reflejos, acostumbrados, habituales.

Tendencia a excusarse si se tiene que recurrir a los demás, también por el mero hecho de estar presente, incluso por vivir.

Introversión masoquista incluso por los errores cometidos por los demás.

Tensión emocional, persistente, obstinada y secreta que lleva al paciente a vivir casi nutriéndose de sus complejos de culpa.

Indicaciones psicoterapéuticas

Responsabilización y autoculpación por las adversidades encontradas, que se reprocha a sí mismo, derivándose trastornos sobre la atención, la comprensión y la memorización en breve plazo.

Neurosis por angustia, aprensión constante, temor de haberse equivocado, desaliento, llanto fácil y crisis histérica.

En los niños

Autoacusación por culpas cometidas o asumidas.

Miedo de ser castigados por los padres o por los maestros.

Niños y adolescentes que persisten en cumplir actos de contrición.

Insatisfacción y profundo sufrimiento, conflictos afectivos y dolores secretos.

Indicaciones terapéuticas psicoorgánicas

Enuresis nocturna del niño y del adolescente por desaliento.

Trastornos urogenitales; poliuria, anuria, disuria, uretritis, prostatitis y dolores pélvicos unidos a complejos de culpa provocados por pulsiones sexuales.

Trastornos respiratorios crónicos en pacientes hipersensibles a la autocrítica.

Neurosis cardíaca y postinfartual, arritmias por ansia y melancolía.

Gastralgia, colon irritable, diarrea emotiva y estipsis por sentimiento de inferioridad.

Dermopatías con manchas hepáticas, forúnculos y otras afecciones cutáneas en pacientes que se autoculpabilizan y se autocritican en todas las situaciones.

Dolor de espalda difuso, aunque se dé con especial fuerza en la zona renal en aquellos pacientes perfeccionistas que no se perdonan haberse equivocado y que piensan que habrían podido hacerlo mejor.

Características de la curación

Adquisición del sentido de la responsabilidad y del equilibrio interior en las relaciones consigo mismo y con los demás. Recuperación óptima de la estima de sí mismo. Convicción de haber obrado correctamente y de haber cumplido con las propias obligaciones hacia el prójimo de forma adecuada a las expectativas de todos los interesados.

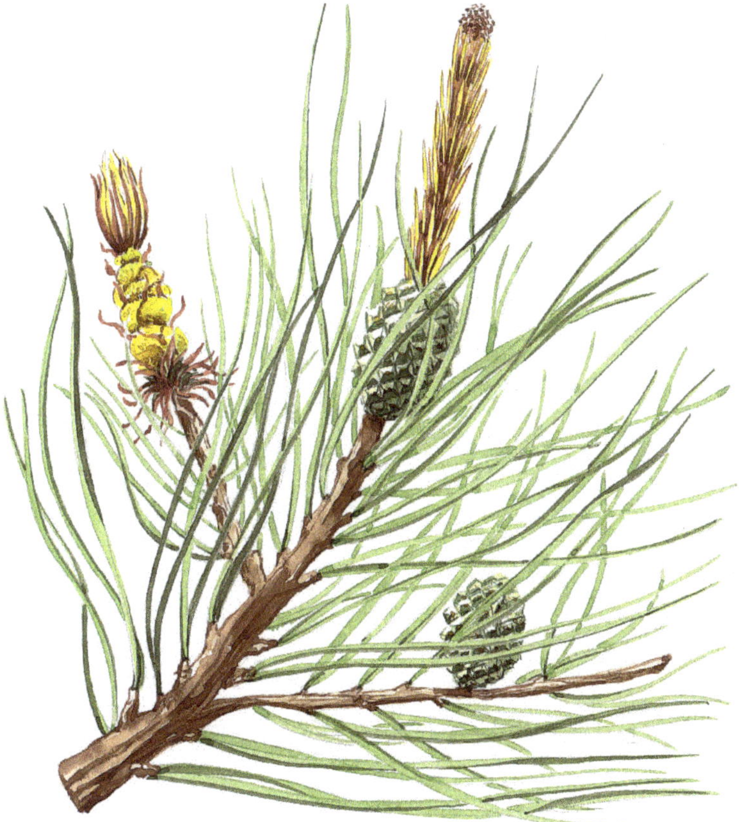

25. Red Chestnut

Castaño de Indias rojo, Marronier d'Inde à fleurs rouges, *Aesculus carnea*
Familia: *Hippocastanaceae*

Origen: Asia Menor.

Hábitat: puede naturalizarse en cualquier sitio. Puesto que es estéril, se reproduce por injerto y se trata de un híbrido de *Aesculus pavia* (originario de América del Norte) y *Aesculus hippocastanum* (originario de Europa).

Distribución: Europa, Asia occidental y América del Norte.

Planta: es un gran árbol de hoja caduca muy ramificado, de gran efecto ornamental en caminos, jardines y parques. Su altura máxima es de 30 m.

Hojas: sus hojitas son muy similares a las del castaño de Indias blanco, aunque un poco más oscuras. Son caducas, palmeadas, con el pecíolo largo, el ápice agudo y el borde aserrado de forma irregular en cinco o siete lóbulos.

Flores: grandes, en forma de candelabro, como las del castaño de las Indias blanco. Son de un color rosa intenso, casi rojas, formando inflorescencias de forma piramidal en la punta de las ramas.

Frutos: cápsulas ovoides, puntiagudas o no, que contienen entre una y tres semillas marrones, similares a nuestras castañas comunes.

Floración y cosecha: entre mayo y junio.

Método de preparación: basta con hervir las ramas floridas.

Generalidades

Se trata de una planta muy indicada para todas aquellas personas dominadas por el miedo o temores aprensivos y que no pueden dejar de sufrir ansiedad por los demás, llegando al extremo incluso de sentir un completo desprecio por sí mismas. Para ellas sólo cuentan las personas que las rodean, alimentando a menudo una pasión desenfrenada.

Proyectan sus propios pensamientos y emociones sobre los demás, incrementando la tensión y el malestar.

El castaño de Indias rojo es un óptimo remedio para estas personas aprensivas en relación con los demás. Tiene la capacidad terapéutica de transformar el sentimiento de solidaridad por los demás en una actitud más equilibrada y gratificante, depurándolo de una emotividad peligrosa si excesiva, que causa molestos síntomas de psicosomatización.

En las señales de esta flor resalta el color rosa intenso, casi rojo, que induce en la persona miedosa por la vida de los demás la capacidad de dominar la propia emotividad, proporcionándole una visión equilibrada del altruismo.

El color rojo, padre de la vitalidad, es un gran activador energético que refleja bien la pasionalidad y es apropiado para quien se preocupa por los demás.

Sin embargo en este tipo de flores domina el rosa, señal de la espera serena de un amor que transforme la pasión en sentimiento altruista, de ayuda verdaderamente desinteresada. Todo esto concuerda con los demás rasgos de este árbol: el aspecto lleno de fascinación ornamental, la ramificación generosa dispensadora de sombra serenadora y la forma en candelabro de las flores, que parece añadir un toque casi litúrgico, y no profano, al gran sentimiento del altruismo.

Síntomas negativos

Preocupación excesiva frente a las personas queridas, sin pensar en uno mismo, incluso descuidándose visiblemente.

Ansia por las dificultades existenciales físicas y espirituales de los demás, aunque comporten un daño muy constante para sí mismos.

Intromisión en las vidas de los demás.

Obsesión al pensar en los accidentes que podrían sufrir los seres queridos.

Excesiva exhortación a los hijos a la prudencia, a pesar de que no sea necesaria en ese momento.

Desproporcionada identificación con los problemas del paciente o del cliente en las consultas profesionales (médico, bioterapeuta, etc.).

Tendencia a entrometerse de manera inoportuna en la vida de los demás.

Pensamientos negativos si un amigo llega tarde o no se presenta a una cita sin avisar.

Indicaciones psicoterapéuticas

Alucinaciones de cosas terribles que han sucedido a los propios familiares o amigos.

Condiciones persistentes de aprensión obsesiva hacia los propios seres queridos.

Hiperemotividad con los propios familiares con señales de agitación.

Temor, miedo de que detrás de un malestar banal se esconda una grave enfermedad.

Ansia, temor de perder el trabajo y de no poder mantener la familia.

Sobreprotección de los familiares más allegados (padres, hijos, cónyuge).

Atención excesiva en lo que hacen los demás.

En los niños
Lactantes en la fase del destete.

Sobreprotección hacia los hermanos menores.

Sufrimiento y frustración si no se les obedece.

Desaliento provocado por los fracasos de sus compañeros más queridos.

Indicaciones terapéuticas psicoorgánicas

Trastornos de las vías respiratorias en pacientes aprensivos o asmáticos.

Síntomas de taquicardia, hipertensión, palpitaciones y neurosis cardíaca.

Gastralgia, colon irritable, diarrea y estripsis por aprensión.

Dermopatías por interiorización del estrés con inhibición emotiva.

Lumbalgias, lumbociatalgias, sacralgias, epicondilitis y periartritis.

Apatía, amenorrea, anemia y cansancio crónico.

Características de la curación

La aprensión hiperprotectora se transforma en afectividad positiva, equilibrada, coherente y racional.

Ya no se incide negativamente sobre las personas queridas, atosigándolas con recomendaciones, consejos, imposiciones y chantajes afectivos.

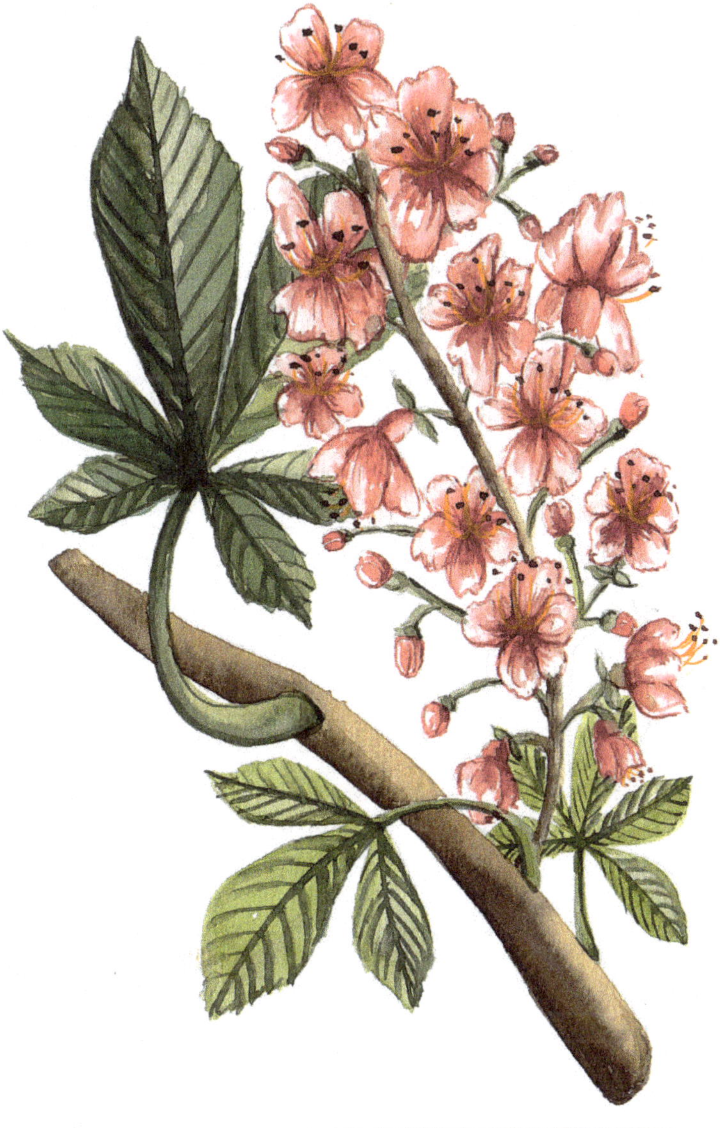

26. Rock Rose

Heliantemo, Hellanthème, *Hellanthemum nummularium*
Familia: *Cistaceae*

Origen: cuenca del Mediterráneo.

Hábitat: prados llenos de sol, terreno seco, pedregoso y calcáreo-arcilloso.

Distribución: cuenca del Mediterráneo, Europa (excepto Noruega e Islandia).

Planta: herbácea perenne, dialipétala, que crece en matas de unos 10 o 20 cm de altura. De fuste leñoso en la base, suele crecer en sentido ascendente u horizontal, siendo trepadora en algunos casos. Su follaje está formado por un tupido haz de ramas.

Hojas: opuestas con bordes enteros; las inferiores son redondas y las superiores lanceoladas.

Flores: con corola en forma de campana y de color amarillo brillante dividida en cinco pétalos delgados y delicados que duran uno o dos días, abriéndose al alba y cerrándose con la puesta del sol.

Frutos: cápsulas globosas, de tres ventallas, variables en la forma y en el tamaño.

Floración y cosecha: entre abril y septiembre.

Método de preparación: infusión solar de las flores.

Generalidades

Se trata de una flor especialmente recomendable para aquellas personas que necesitan ayuda urgente, a pesar de que ya no queden demasiadas esperanzas. Su empleo es muy conveniente en casos de accidente o enfermedades imprevistas y cuando el enfermo está asustado o aterrorizado, especialmente si su gravedad provoca un gran miedo en las personas que le rodean, así como para los que se encuentran al borde de un ataque de pánico o en situaciones de extrema urgencia, enfermedad imprevista, crisis aguda o accidentes, situaciones todas ellas que exigen una respuesta rápida y con la mayor sangre fría posible.

El heliantemo es el remedio del terror, del pánico y del miedo loco a morir. Esta planta herbácea perenne que crece en matas de manera enmarañada, como ciertas situaciones de la vida, está unida energéticamente a dos sentimientos: el coraje y la confianza. Sus flores simbolizan la seguridad en uno mismo, al afrontar situaciones que exigen prontitud de acción y altruismo.

Las personas que están sensibilizadas con las señales de heliantemo no perderán nunca el coraje y la esperanza y sabrán emplear los medios que la iniciativa personal les aconseja. En las situaciones de peligro, se colocarán la armadura del caballero, simbolizada por el color amarillo vivo. No se dejarán distraer y afrontarán el peligro con fría determinación.

El amarillo es el color más luminoso después del blanco y expresa atrevimiento dinámico. Su representación está inconscientemente asociada al sol, luminoso y brillante.

Los que escogen esta flor, fascinados por el color amarillo y por la forma delicada de los pétalos, son personas que necesitan de una carga energética bien dirigida. Se volverán optimistas y se comportarán de forma que mejoren todas las posibilidades de salvación y afirmación, incluso las más impensables o temerarias.

Síntomas negativos

Miedo loco de morir después de un accidente o en una situación de alto riesgo.

Ataque imprevisto de pánico ante un peligro real.

Tener miedo de situaciones concretas y precisas (fobia a animales, túneles, etc.).

Estados agudos de pánico interior que dominan toda la persona.

Ansiedad y angustia extrema en situaciones que bloquean la razón.

Desesperación temeraria que les lleva a huir para sustraerse de un presunto peligro de perder o de morir violentamente.

Indicaciones psicoterapéuticas

Ataques de pánico con inhibición momentánea de la actividad psicomotora.

Ataques de pánico con disnea, palpitaciones, dolores en el tórax, lipotimias, vértigos, sensación de ahogo, sudor frío y miedo a morir.

Trastornos de ansia generalizada con tensión motora, hiperactividad neurovegatativa, espera aprensiva con miedo y previsión de desgracias.

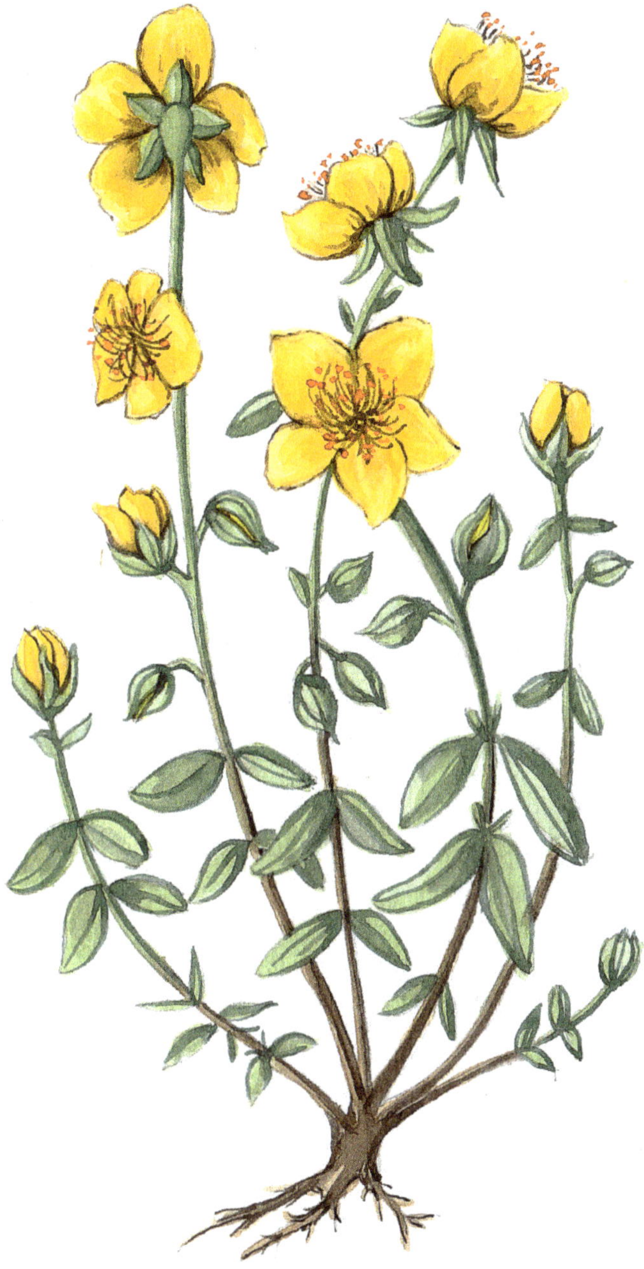

En los niños
Sueño intranquilo y excesivamente ligero y persistencia de temores vagos e infundados.

Pánico o terror imprevisto o constante. Miedo provocado por la ansiedad.

Despertar de una pesadilla llorando y gritando.

Gritar por el susto y agarrarse desesperadamente a la madre o la persona que está cerca, en situaciones de peligro.

Resignación a cada situación sudando por el terror.

Indicaciones terapéuticas psicoorgánicas

Prescripción de urgencia en personas inconscientes: humedecer los labios con algunas gotas. Añadir, eventualmente, a otros remedios como Clematis en caso de desvanecimiento, y Agrimony si el paciente se atormenta.

Trastorno postraumático por estrés agudo.

Colapso nervioso, dificultad en hablar y moverse.

Desesperación, corazón en un puño, bolo histérico, palpitaciones, parálisis motora temporal, lipotimias, desvanecimientos, angustia y horror.

Afonía, hipernea, sollozo y afasia causados por el terror.

Disfagia esofágica u orofaringea, globosa o histérica.

Tendencia a la diarrea, descargas imprevistas, en situaciones de miedo.

Indiferencia paralizante en la relación de pareja: impotencia, anorgasmia.

Características de la curación

Rápida mejora emotiva frente al peligro. Temperamento flemático.

Conseguir llegar a convivir mejor con el propio temperamento nervioso o histérico.

Coraje inmediato con capacidad de tener controlada la situación de shock.

Intervención inesperada de recursos potenciales inimaginables en el paciente.

Sangre fría y capacidad racional en situaciones particularmente difíciles y estresantes.

27. Rock Water

Agua mineral, Eau de Roche

Es el único remedio que no es una flor, pero es el elemento principal de la naturaleza que ha permitido la vida *ab initio* sobre este planeta.

El agua que se ha de prescribir tiene que proceder de un manantial purísimo, expuesto a la luz solar y que se encuentre entre árboles, plantas, prados y rocas. La fuente no debe estar contaminada por las impurezas de la civilización.

Sus propiedades terapéuticas pueden ser ya conocidas por la gente. Pero es mejor que el manantial sea todavía salvaje, espontáneo y puro.

Método de preparación: recoger el agua a ser posible en primavera y en verano. Exponerla durante tres horas a la luz del sol de la mañana, en un recipiente de vidrio transparente perfectamente pulido.

Es necesario evitar tocarla con los dedos u otra cosa.

Generalidades

Es apropiada para las personas que se preocupan excesivamente del bienestar ajeno. Se trata de personas intransigentes que quieren servir de ejemplo a los demás. Se rigen por principios rígidos y morigerados de conducta moral, religiosa y social autoimpuestos con fría determinación emotiva y mental. Se autocontrolan con gran austeridad en su forma de vivir en el mundo. Rechazan alegrías y placeres, diversiones y divagaciones que ofrece la vida.

Creen que podrían interferir negativamente sobre el trabajo, sobre el tiempo libre y sobre el modelo de perfección que se han impuesto. Son maestros rígidos inflexibles, ávidos de perfeccionismo y de ostentación. Quieren mantenerse y mostrarse a todos sanos, fuertes, activos y rigurosos. Ambicionan ser imitados literalmente por los demás, por cuyo bienestar se implican excesivamente en los hechos y en los problemas ajenos, con la finalidad de convencerlos, dominándolos, hasta que se comporten según sus consejos.

Este comportamiento rígido, severo y autorrepresivo es completamente erróneo. Está relacionado con concepciones teóricas innaturales, con actitudes y comportamientos formales, relacionados con un autoritarismo soterrado.

Todo esto representa la antítesis de la vida concreta, que debería vivirse en toda naturaleza, sin imponer a nadie, y aun menos a sí mismos, estereotipos irreconciliables con la libertad de la persona que nace, vive, crece y se desenvuelve según su propia naturaleza.

También el agua mineral, como en todos los seres del universo, posee unos rasgos que ofrecen la posibilidad de encontrar indicaciones que se refieren a las propiedades medicinales de las plantas y de otras sustancias naturales, subrayando las similitudes existentes entre las características formales y los rasgos del carácter de las personas.

El agua mineral es un bautismo de luz liberadora de todo mal.

En el agua mineral, que surge de la tierra asumiendo la luz de los rayos solares, se funden en unidad energética las fuerzas telúricas y la infinita energía cósmica.

Síntomas negativos

Rigidez mental severa, inspirada en una visión innatural de las cosas.

Egocentrismo posesivo cubierto por altruismo perfeccionista.

Voluntad de dominio, autoritarismo, querer rehacer el mundo con leyes propias.

Arrogancia espiritual, escasa emotividad afectiva, cordialidad convencional.

Indiferencia por la mesa, el sexo, las diversiones, los placeres y el goce.

Costumbre de mentir inducida por la mitomanía o el idealismo.

Todas las formas de idealismo mal entendido, dogmático y fanático.

Fanatismo ideológico y comportamiento inquisitorial.

Falta de objetividad, actitud hipercrítica hacia los demás.

Ausencia de amor que induce sentimientos antitéticos al amor mismo.

Autodestrucción a causa de la rigidez y la dureza hacia sí mismos.

Pretensión de que los demás adopten las propias ideas para mejorar.

Excesiva severidad consigo mismo y con los demás.

Sensación de autocomplacencia cuando los otros nos imitan.

Indicaciones psicoterapéuticas

Trastorno compulsivo de personalidad: reducción de la capacidad de expresar emociones cálidas y tiernas; convencionalismo; agresividad enmascarada; perfeccionismo; excesiva dedicación al trabajo con exclusión del placer.

Tendencias anoréxicas en pacientes que se imponen una dieta muy rígida, asociada a comportamientos ascéticos obsesivos.

En los niños
Dogmatismo, pedantería, presunción e intolerancia.

Voluntad de dominio.

Indicaciones terapéuticas psicoorgánicas

Desórdenes alimenticios, dieta incongruente y no equilibrada por comportamientos dirigidos a perfeccionismos hipócritas.

Tos paroxística, silbidos laríngeos, estados de males asmáticos causados por imposiciones a sí mismos de reglas autopunitivas.

Trastornos renales y urogenitales causados por degradación de las pulsiones.

Estasis venosa, atasco hepatoportal por excesiva disciplina.

Pequeña insuficiencia hepática por orgullo y tensión.

Trastornos biliares, hipercolemia, colecistopatías por rigidez en el comportamiento.

Estipsis crónica por autocontrol de las necesidades físicas y emocionales.

Dolores crónicos lumbares por exigencias psíquicas.

Impotencia por tensión puritana negadora del placer natural.

Dermopatías provocadas por el sentimiento de culpa.

Características de la curación

Desaparición de un egocentrismo exasperado y estéril, perfeccionista.

Flexibilidad mental unida a una mayor capacidad afectiva hacia los propios similares.

Triunfo de la perfección natural y espontánea del sentirse similar al agua mineral.

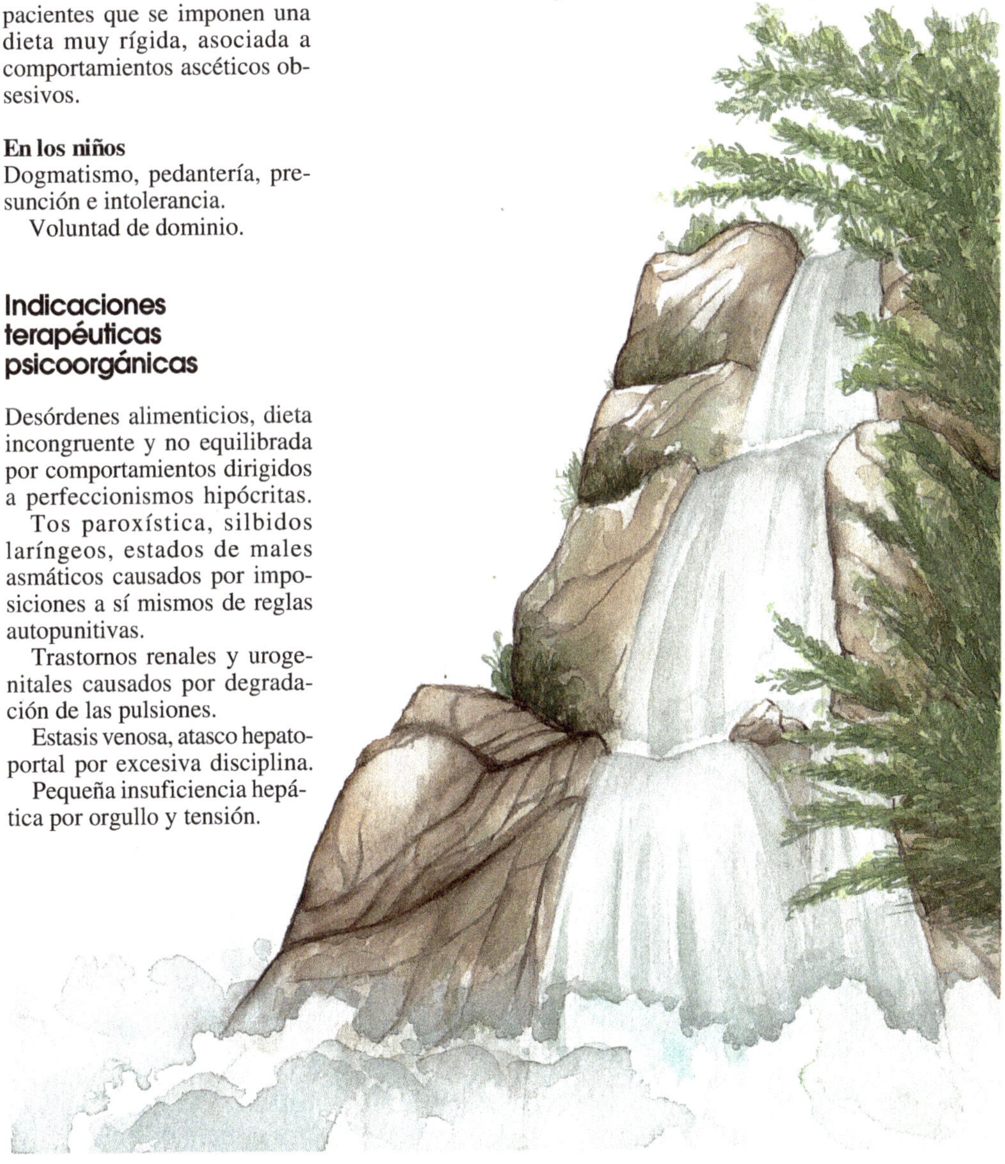

28. Scleranthus

Escleranto (Flor seca), Alêne,
Scieranthus annuus
Familia: ***Paronichiaceae***

Origen: Asia Menor.

Hábitat: bosques y pastos montañosos, campos de granos y jardines umbríos; terrenos arenosos y pedregosos, ácidos, neutros y ricos en nitrógeno.

Distribución: Europa y Asia Menor.

Planta: anual, muy pequeña (5-25 cm), más alta que ancha, con aspecto de mata o trepadora, dialipétala.

Hojas: ovaladas o lanceoladas, similares a las del laurel, con bordes enteros.

Flores: muy pequeñas (4 mm), olorosas (el perfume es muy intenso), de cinco pétalos de color verde, yendo del claro al oscuro, y hermafroditas.

Frutos: bayas escarlatas redondeadas.

Floración y cosecha: entre julio y septiembre.

Método de preparación: se macera al sol la parte superior de las flores junto con las hojas.

Fitoterapia: propiedades terapéuticas notables.

Generalidades

Esta flor es apropiada para aquellas personas que no saben decidirse, aunque una opción sea mejor que la otra. Normalmente están calmadas y tranquilas, soportan las propias dificultades ellas solas, sin pedir ayuda a nadie para no crear más problemas. La incertidumbre, que les hace estar indecisos ante lo que se tiene que hacer, constituye su punto débil.

El escleranto es la solución, induciendo a tomar decisiones rápidas y precisas. En su señal se esconde el secreto de su potencia terapéutica. Se trata de una pequeña planta que con su sabiduría sabe desenvolverse por el mundo, incluso siendo tan pequeña que desaparece entre las demás.

Pero puede ser reconocida a simple vista, a causa de su aspecto seco, filiforme y matoso, que ya insinúa sus características a simple vista.

El color verde de las flores es el de la vida vegetativa y sensitiva, que gobierna todas las formas de vida para que cada ser pueda sobrevivir, escogiendo instintivamente la mejor vía para invocar y perseguir. El verde indica las sensaciones (Jung) y compromete la genialidad (Freud).

Simboliza la capacidad del espíritu para penetrar en lo desconocido de la existencia y de revelar el misterio escondido (interpretación popular).

El verde claro se refiere a la esperanza, a la honestidad e incluso a la alegría abierta; mientras el verde oscuro indica astucia y habilidad (interpretaciones antiguas).

Se trata de capacidades que ayudan a asumir posiciones precisas en cada situación, con sensación se adaptación y claridad interior.

El escleranto es el remedio floral que remueve a los eternos indecisos que, además de la inestabilidad de carácter, están afectados por volubilidad nerviosa que se traduce en alternancia de estados de ánimo y de condiciones físicas. Esta planta que parece un faro en la oscuridad de la noche proporciona a los navegantes el camino seguro que tienen que seguir.

Síntomas negativos

Incertidumbre, desconcierto, discontinuidad, duda e indecisión. Incoherencia mental y emocional, inestabilidad y volubilidad emocional.

Insatisfacción asociada a incertidumbre y dificultad de racionamiento metódico.

Hiperemotividad debida a causas banales que provocan grandes agitaciones. Hiperactividad con pérdida de tiempo y de energía sin concluir nada.

Fracaso en el estudio y en el trabajo por inestabilidad intelectual o emocional.

Indicaciones psicoterapéuticas

Inestabilidad del humor, apatía, excitación y crisis de nervios en estado neurótico. Cambios de humor extremos, desde el llanto a la risa, de la euforia a la depresión.

Inestabilidad en el lenguaje, incoherencia y confusión.

Sentir la influencia de fuerzas extrañas sin poder dar ninguna explicación.

En los niños
Indecisión sobre cómo emplear el tiempo en los juegos.
Incertidumbre sobre qué comer o comprar.
Pasar de un argumento al otro sin relación lógica.
Dificultad en la realización de los deberes.
Intranquilidad, inestabilidad psicomotora y desorden gestual.
Arrebatos y gestos nerviosos, imprevistos e incomprensibles.

Indicaciones terapéuticas psicoorgánicas

Sintomatología somática errática, dolores vagos o aparentes.
Náuseas, sensación de asco en circunstancias dudosas.
Alternancia de bulimia, especialmente nocturna, con inapetencia causada por incertidumbre sentimental o matrimonial.
Colon irritable, alternancia de estipsis y diarrea por inestabilidad indecisa.
Hipotensión, lipotimia y vértigos repentinos.
Dismenorrea por indecisión.
Hipersensibilidad a los cambios de tiempo y de las estaciones.
Desorden motor, movimientos anormales, espasmos, crisis epilépticas causadas por escasa concentración, decisiones imprecisas y falta direccional.
Trastornos por movimiento pasivo y mareos por inestabilidad emotiva.
Estados de colapso por inestabilidad psicofísica o psicosomática.
Trastornos del embarazo: náuseas, desvanecimiento, vómito, sensación de frío, de vacío gástrico, rodamientos y necesidad urgente de orinar.
Poderosa necesidad de dormir, insomnio nocturno y somnolencia diurna.

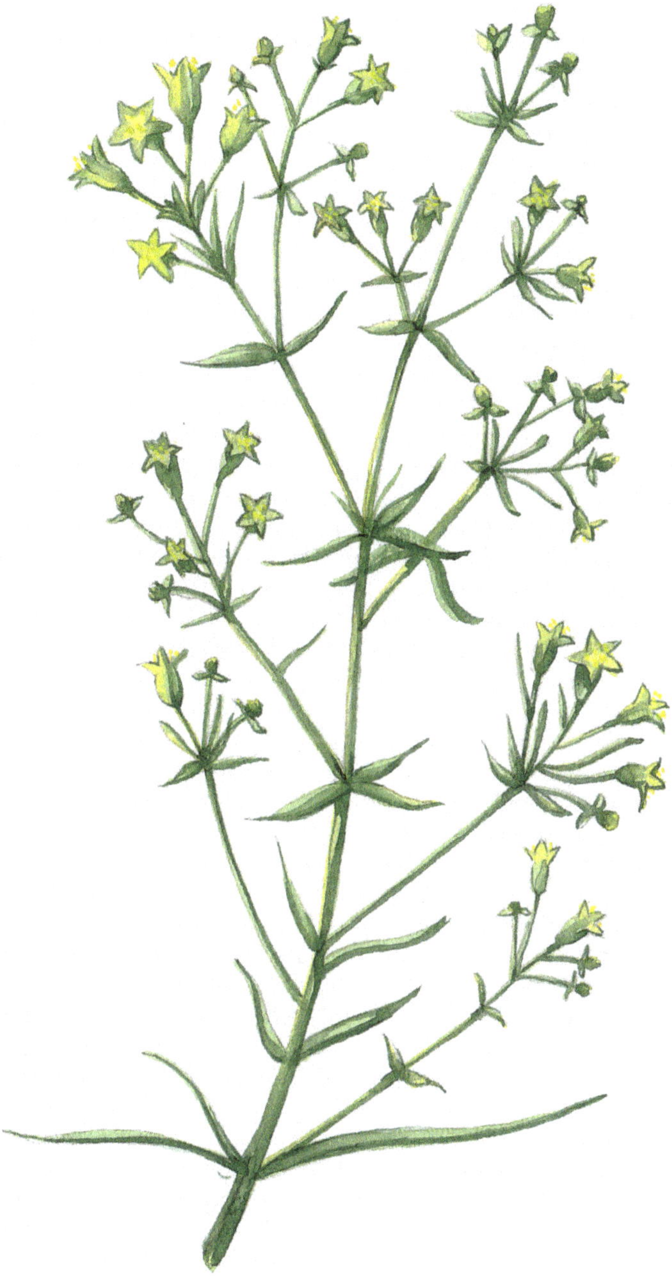

Características de la curación

Recuperación total del equilibrio emocional y de la propia autonomía.

La seguridad de carácter permite desenvolverse con mayor soltura en todos los ámbitos de la vida, tomando la decisión más oportuna en cada momento.

29. Star of Bethlehem

Estrella de Belén, Étoile de Béthléem, *Ornithogalum Umbellatum*
Familia: *Liliaceae*

Origen: región mediterránea, África del sur.

Hábitat: climas templados; prados, pastos, viñas, matas; terrenos vírgenes, a ser posible arcillosos, ricos en sustancias nutrientes y ligeramente nitrogenados.

Distribución: zonas templadas europeas, asiáticas occidentales y africanas.

Planta: herbácea, perenne, bulbosa, de 10 a 30 cm de altura; de tallo único.

Hojas: las basales son lineares y lisas, con una banda central blanca, y lanceoladas.

Flores: estrelladas de seis pétalos, sobre un único tallo que contiene de 6 a 20 flores, de color muy blanco en el interior y con una banda verde en el exterior.

Frutos: cápsulas con seis lados enrollados.

Floración y cosecha: entre marzo y mayo.

Método de preparación: hervir las ramas floridas.

Generalidades

Este remedio es apropiado para las personas que tienen problemas, están desalentadas o desesperadas a causa de situaciones traumáticas que les hacen sentirse muy infelices y suelen estar traumatizadas por malas noticias —como la muerte de una persona querida, por ejemplo—, por los resultados de un accidente que les puede haber provocado un ligero trauma, o incluso por las condiciones de farmacomanía y toxicomanía. En todos estos casos rechazan consuelo y alivio porque el sufrimiento es demasiado profundo.

Su estado de ánimo dominante es la disminución o la ausencia de reacciones. No desean nada o, por lo menos, fingen no tener necesidad de nada.

Se esconden en la apatía, siendo ariscos, huraños, testarudos y sombríos. Su falta de actividad y emotividad les impide recuperar la energía vital. Soportan a menudo traumas antiguos, en los que a menudo se sienten desdichados por haber nacido, ya que se ven abocados a una vida de sufrimiento y muerte.

La estrella de Belén lleva la señal de una planta rica en recursos inesperados. Sabe obtener de la tierra y del sol elementos ingeniosos de restablecimiento de energía.

Nace de un bulbo que le garantiza la posibilidad de vivir y de florecer incluso si le falta el agua.

Sus flores se abren a la luz de la mañana sólo si el sol resplandece en el cielo. No sienten simpatía por el cielo nublado que provoca tristeza. El color blanquísimo en el interior asegura reservas de fuerza espiritual, necesaria para aliviar las consecuencias de acontecimientos traumáticos que llevan al desaliento o a la desesperación.

La energía espiritual retira de las tinieblas la percepción de las cosas y muestra al traumatizado un cuadro que despeja de la consciencia las nubes del mal agüero. El color verde tiene unas aplicaciones terapéuticas generalizadas, eliminando deshechos orgánicos y revitalizando los sistemas simpático y parasimpático. El equilibrio psíquico, gracias a este remedio floral, puede disfrutar de esta forma de los efectos de una fuerte acción sedante y distensiva sobre el organismo entero.

Síntomas negativos

Sentirse al borde del abatimiento moral y de la desesperación, incapaces de soportar los resultados de traumas físicos y psíquicos.

Sentir cómo la energía vital se enturbia a causa de un trauma.

Darse cuenta de que las aptitudes naturales están estancadas o sumidas en un vacío desolador. Constatar que la iniciativa naufraga en un pantano sin esperanza de luz.

Evitar actividades y argumentos que traen recuerdos desagradables.

Obsesionarse con malas noticias que hacen revivir antiguos traumas.

Prever consecuencias de grave invalidez permanente después de un trauma.

Considerarse inválidos después de un grave accidente.

Moverse como muertos, soñolientos y apáticos.

Rechazar consuelo y ayuda; mutismo, aislamiento y enfrentamiento.

Indicaciones psicoterapéuticas

Trastorno postraumático por estrés, crónico o retardado, con síntomas típicos que hacen revivir el acontecimiento traumático, generalmente insólito.

Neurosis de angustia al recordar el trauma y sensación de fracaso total.

Rechazo de hospitalización o de curarse regularmente el trauma.

En los niños

Recién nacidos que han sufrido un trauma durante el parto.

Ambiciones frustradas después de un fracaso.

Desesperación después de la muerte de una persona querida.

Retraso después de traumas emotivos causados por shock familiar.

Enuresis nocturna por retraso después de un trauma.

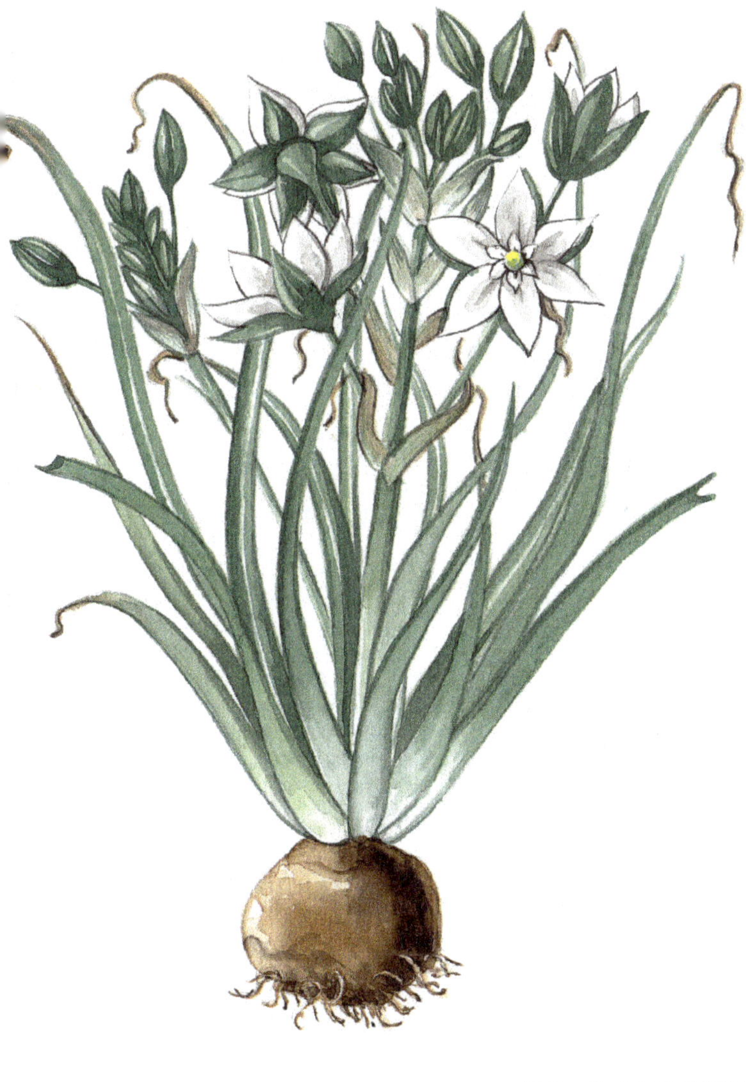

Indicaciones terapéuticas psicoorgánicas

Disnea paroxística, disfonía claustrofóbica con «hambre de aire» después de un accidente.

Neurosis postinfarto con insomnio, eretismo, y egoísmo.

Náusea y vómito como rechazo a recordar acontecimientos que «pesan sobre el estómago».

Neuralgias asociadas a la aflicción después de un luto.

Trastornos renales después de desilusiones psíquicas que han «destrozado los riñones».

Amenorrea, trastornos de la menstruación y embarazo imaginario después de una desilusión.

Dermatosis psicosomáticas (urticaria, acné, eccema, psoriasis, alopecia, canas, hiperhidrosis, hipertricosis y pruritos sin causa conocida).

Reumatismo físico y psíquico después de reumoartropatía dolorosa y invalidante.

Desaliento y desesperación por toxicodependencia.

Características de la curación

Adquisición del sentido de responsabilidad y de un calibrado equilibrio interior.

Se ha alcanzado una condición emocional y energética de paz interior.

Se está en grado de movilizar capacidades para afrontar cualquier situación fea.

La personalidad tiene dos bases seguras: solidez mental y firmeza emotiva.

30. Sweet Chestnut

Castaño (Castaño dulce), Châtaigner, *Castanea sativa*
Familia: *Fagaceae*

Origen: Persia.

Hábitat: zonas boscosas, incluso junto a encinas; zonas de las colinas montañosas (800 m); terreno no calcáreo, fresco y preferiblemente ácido.

Distribución: regiones mediterráneas europeas y asiáticas occidentales.

Planta: árbol imponente (hasta 40 m); tronco erguido, con copa globosa, ancha y alargada; corteza marrón fisurada y rugosa con los años.

Hojas: caducas, ovales, largas y espesas, lanceoladas; borde aserrado con nervios; haz verde intenso y brillante, y envés verde pálido.

Flores: masculinas, de color amarillo claro, casi crema, reunidos en inflorescencias verticales de 20 cm de altura; flores femeninas, de color verdoso, reunidas en grupos de siete debajo de la inflorescencia masculina, sobresaliendo de las axilas de las hojas.

Frutos: rizo espinoso con aquenios (castaño).

Floración y cosecha: en mayo y junio.

Método de preparación: hervir ramas floridas (masculinas y femeninas).

Generalidades

Esta flor es apropiada para los que sufren una angustia profunda, insoportable y que se dejan atrapar por el desaliento o la desesperación. Habiendo llegado al límite humano de lo soportable, se consideran inútiles. En ellos están a punto de ceder, totalmente, las fuerzas del cuerpo y de la mente. Tienen a sus espaldas muy malas experiencias sufridas en sus peores aspectos. Solo ven destrucción y aniquilación para afrontar y luego sucumbir. Poseen, como su única compañera en la desgracia, la soledad extrema.

El castaño, un árbol imponente, posee en sí mismo la señal de su curación, simbólicamente expresada por el cromatismo de las flores y por la estructura de la planta.

El color amarillo de las flores masculinas agudiza en estas personas la intuición para superar con entusiasmo y optimismo todas las dificultades inherentes a su estado. Estas tienen que asumir el remedio floral, conscientes de la necesidad de luchar. La unión del amarillo y el verde de las flores femeninas, simboliza la liberación que les mostrará el camino de la transformación espiritual. En el tronco erguido y en la copa redondeada y alargada del árbol gigantesco está simbolizada la potencia energética que barrerá el desaliento. Una oleada de vigor emerge del fruto de esta planta, la castaña, que salta fuera librándose por su voluntad de la cubierta espinosa.

De esta forma, el castaño puede convertir una persona en un gigante, cambiando el destino de quien había perdido la esperanza. La angustia extrema y la desesperación se han superado. La desolación y el malestar son tan sólo un recuerdo de una mala época.

Síntomas negativos

Angustia que empeora más allá de los límites de la tolerancia.

Condición de quien ha perdido completamente toda esperanza.

Negro pesimismo a la espera de la inminente e ineluctable derrota, aunque sin caer en la idea de suicidio.

Sentirse enjaulado, detrás de los barrotes, a la espera de la silla eléctrica.

Pasar de un extremo al otro: «Dios lo es todo... Dios no es nada... ».

Ganas de tirar la toalla y de permanecer en el túnel.

Poner en la mesa, como alimento cotidiano, el plato del aislamiento total.

Vivir la soledad como sensación de ser una nulidad.

Sentir la angustia de luchar contra un destino adverso.

Tendencia a ocultar la propia desesperación.

Facilidad para abandonarse completamente a la resignación.

Indicaciones psicoterapéuticas

Trastornos afectivos o del humor, acompañados de síndromes depresivos.

Depresión con pérdida temporal de interés por el trabajo, asociada a trastornos del apetito, del ritmo del sueño y de la libido.

Reducción psicomotora, disminución de energía, dificultad de concentración, amnesia en breve tiempo y sentimientos de culpa y de desvalorización.

En los niños
Timidez y aprensión.

Gritar improvisadamente en la oscuridad.

Pensamientos siniestros. Obsesión por la muerte.

Vergüenza, apartarse en un ángulo a consecuencia de la tristeza.

Desaliento o desesperación si se sienten abandonados por alguien.

Indicaciones terapéuticas psicoorgánicas

Alopecia, canas precoces por agotamiento nervioso.

Arrugas, discromías cutáneas, celulitis edematosa por venenos psíquicos (desilusiones, disgusto, contrariedad, etc.).

Insuficiencia hepática, úlcera péptica, trastornos biliares por negra desesperación.

Anorexia, inapetencia, bulimia y obesidad por sensación de vacío.

Neurosis gástrica, úlcera gastroduodenal y gastralgia psicogénica.

Anemia, consunción, caverna tubercular por abandono y soledad.

Artritis reumatoide, artropatias reumáticas invalidantes por oscuridad total.

Amenorrea, esterilidad psicogénica, anorgasmia por extrema soledad.

Paresia y hemiplejía por sensación de abandono.

Enfermedades degenerativas y neoplásicas por sensación de no tener ninguna otra vía de salida.

Características de la curación

Se afloja la tensión de angustia para dejar espacio a una emotividad positiva.

No se pierden en lamentos, pero se debaten a fondo, para vencer el destino adverso.

Se fían en el instinto y en la espontaneidad para superar las pruebas de la vida.

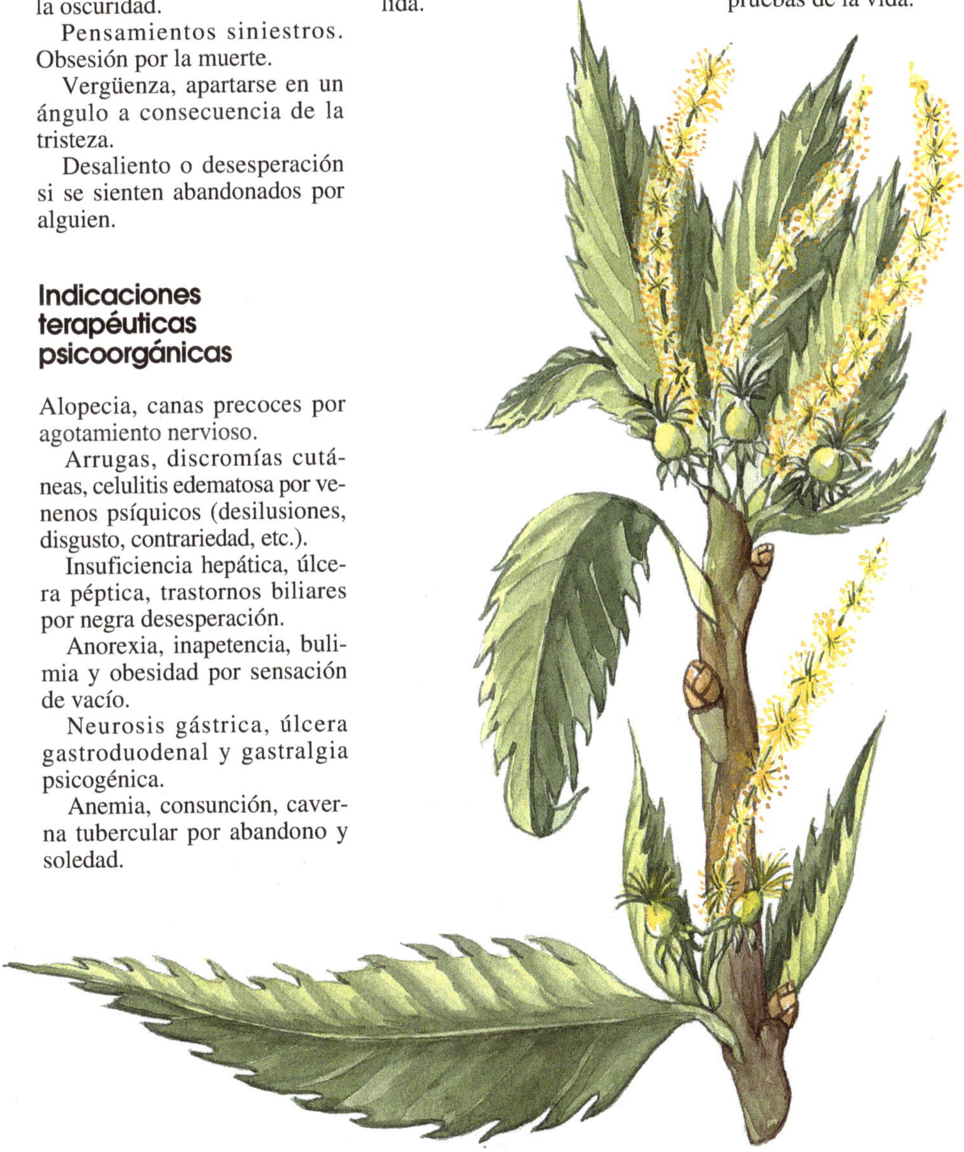

31. Vervain

Verbena (Hierba santa), Verveine, *Verbena officinalis*
Familia: *Verbenaceae*

Origen: regiones mediterráneas, Asia Menor.

Hábitat: terrenos áridos, senderos, setos, pedreras, ruinas o cerca de depósitos de basura.

Distribución: regiones mediterráneas, Asia occidental, América del Norte.

Planta: perenne, leñosa; tallo erguido, liso, cuadrangular, de 50 cm de altura.

Hojas: opuestas, ásperas, lanceoladas; compuestas por tres hojitas de las que la superior es dentada, mientras que las otras están repartidas, dentadas irregularmente.

Flores: muy pequeñas, sésiles, agrupadas en pequeñas espigas terminales; con cinco lóbulos de color lila pálido o rosa azulado, raramente blanco; siempre muy graciosas; emanan un perfume muy agradable, un poco embriagador.

Frutos: cápsulas acorazonadas.

Floración y cosecha: entre abril y septiembre.

Método de preparación: se maceran las flores al sol.

Fitoterapia: propiedades medicinales diversas.

Generalidades

Esta flor es apropiada para aquellas personas que poseen ideas preconcebidas en las que creen firmemente, juzgándolas justas, de modo que raramente las cambian abriéndose a las de los demás y que se esfuerzan continuamente por imponerlas. En su actividad de persuasión muestran capacidad, fuerza y coraje y también un fuerte idealismo, convencidos de la bondad de lo que enseñan. Si caen enfermos, se curan con decisión, triunfando donde muchos otros habrían desistido. Quieren mostrarse a todos sin trastornos físicos: sanos, fuertes, activos y rectos.

La verbena posee el rasgo que encamina el carácter a reencontrar el propio reequilibrio, eliminando los aspectos negativos (fanatismo, perfeccionismo, impulsividad, gusto por la polémica).

El color lila pálido o rosáceo simboliza sentimientos puros, platónicos, que invitan a tomar conciencia del prójimo y a respetar sus opiniones. En las flores blancas se refuerzan los rasgos de la pureza y de la transformación.

El perfume, agradable y algo embriagador, disuelve el aire pesado y aburrido del clima autoritario e intolerante instaurado por el comportamiento de estos pacientes. La espiga larga y delgada y el tallo cuadrangular y recto transforman la arrogancia en delicadeza de acercamiento y de intercambio de ideas. Las hojas impiden la ira. Áridas, irregularmente lanceoladas, las hojas se sitúan en la base del tallo para defender los aspectos positivos (disciplina intelectual, tolerancia ideológica, respeto de la libertad de los demás), de los negativos y que desentonan en personas de ideales elevados (extremismo intelectual, fanatismo ideológico e intolerancia).

Síntomas negativos

Intentar convertir a los demás a las propias ideas con demasiada insistencia.

Fanatismo, rigidez ideológica y excesiva dependencia de los prejuicios.

Celo excesivo, entusiasmo inoportuno y gusto por la polémica y la sospecha.

Hiperactividad exuberante, pedantería y altruismo exagerado.

Tendencia a estar atareado y a complicarse en polémicas para sentirse vivos.

Falta del sentido del límite al contrastar las opiniones de los demás.

Emotividad hiperesténica, violenta; polarizar sobre uno mismo la atención de los demás.

Presencia de espíritu, gusto polémico por la exageración y locuacidad para convencer a los demás.

Irritación, tensión mímica y gesticulante.

Rechazo testarudo e impaciente de las opiniones de los demás, mostrando un desprecio evidente.

Agresividad por impulsividad, intolerancia; avidez de perfección, de poder.

Nerviosismo, mitomanía, idealismo, soberbia, cólera, apasionamiento.

Indicaciones psicoterapéuticas

Trastorno ciclotímico con alternancia de estado maníaco seguido de apatía o depresión.

Estados confusos de euforia y depresión.

Hipersexualidad alternada con pérdida de interés sexual.

En los niños
Hiperactividad, sin conseguir estarse quietos y que paren de dar patadas si se les contradice.

Dificultades para dormirse por la excitación.

Niños y adolescentes tragones, glotones y bulímicos por vivacidad.

Niños y adolescentes entusiastas de sus propias ideas y gustos.

Indicaciones terapéuticas psicoorgánicas

Desórdenes alimentarios, dieta ilógica y no equilibrada, bulimia, locuacidad, tensión pasional, exceso de celo.

Colapso psicofísico causado por un excesivo derroche de energía. Trastornos del aparato locomotor: artrosis cervical, periartritis escápulo-humeral, codo del tenista, dorsalgia, ciatalgia, sacralgia, rampas, torceduras con relación causal directa con fanatismo y tensión en los gestos.

Tos paroxística, ronquera causada por la verborrea polemizante.

Estipsis crónica por represión de las necesidades físicas y emocionales, en estados de tensión excesiva.

Dermopatías alérgicas (urticaria, acné vulgar y rosado, eccema, impétigos, hiperhidrosis y psoriasis), como válvula de desahogo liberatorio en estados de agitación interior, con nerviosismo y tensión gesticular.

Características de la curación

Flexibilidad mental unida a una mayor capacidad afectiva hacia los adversarios.

Eliminación de la tensión unidireccional y fanática.

Enfrentamiento equilibrado, respeto de las opiniones de los demás, tolerancia ideológica, moral y social.

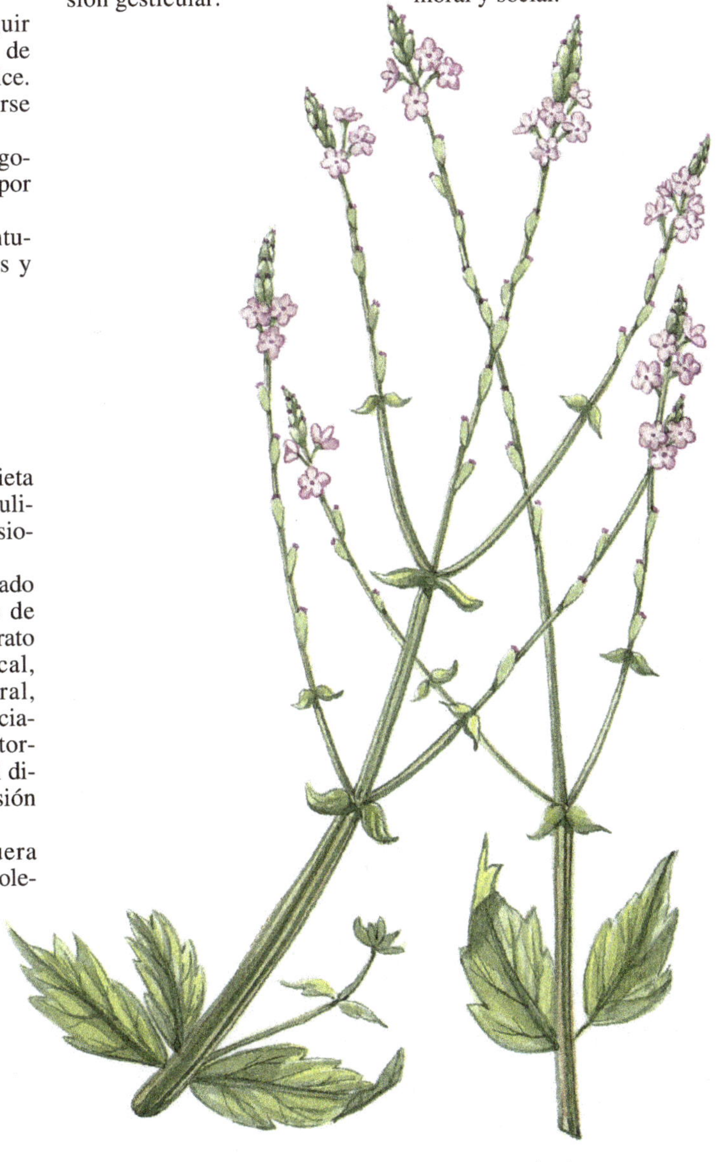

32. Vine

Vid roja, Vigne, *Vitis vinifera*
Familia: *Vitaceae*

Origen: Cáucaso, Crimea, Asia suroccidental.

Hábitat: en terreno normalmente cultivado.

Distribución: zonas templadas europeas y asiáticas suroccidentales.

Planta: arbusto trepador (20-25 m); fuste nudoso con muchos brotes; raíces que penetran en el terreno hasta 40 m de profundidad.

Hojas: caducas, alternas y redondeadas, provistas de un corto y robusto pecíolo; palmeadas en tres o cinco lóbulos; borde dentado.

Flores: muy pequeñas, de color amarillo verdoso; de cinco pétalos unidos al ápice, agrupadas en panochas terminales, opuestas a las hojas o colgantes.

Frutos: bayas pequeñas, agrupadas en racimos y con dos o tres semillas.

Floración y cosecha: durante toda la primavera.

Método de preparación: se pone a macerar al sol la primera floración.

Generalidades

Esta flor es apropiada para personas muy capacitadas, seguras de sí mismas. Su seguridad las empuja a interesarse excesivamente en la vida de los demás. Su pretendida generosidad les hace pensar que tienen toda el derecho a entrometerse en cuestiones ajenas. Se preocupan de los niños, de los parientes y de los amigos, encontrando siempre algo equivocado. Corrigen, aconsejan, reprochan y acaban transformándose en pequeños tiranos a los que es difícil contradecir a causa de su ayuda, objetivamente útil para muchos, aunque ofrecida con rigidez y demasiado celo. Cuando están enfermos no dejan de ayudar a los demás y de mandar, incluso de forma arrogante y tiránica, sin admitir réplicas. A estas personas se les acaba temiendo y se ansía prescindir de ellas, a pesar de que en un determinado momento pueden ser útiles.

La vid es un remedio natural para actuar sobre los estados negativos. Los rasgos que la naturaleza ha conferido a este arbusto insinúan una función terapéutica socialmente preciosa, que consiste en moderar los excesos de espontaneidad y liderazgo propios de esas personas.

La vid, arbusto trepador que se vale de zarcillos que se agarran a apoyos pasivos, simboliza la codicia de poder obtenida a cualquier medio. Que el poder sea inextirpable lo testimonian sus robustas raíces. Por el contrario, sus flores amarillas expresan sentimientos de apertura mental luminosa y tolerante, cargada de optimismo y de extroversión benéfica hacia las personas que se ayudan; mientras en sus matices verdosos obra una distensión neurovegetativa general del tono psicofísico. Esta feliz combinación cromática y simbólica significa apertura llena del Yo a la espera de una sociedad mejor. Gracias al remedio floral, las personas muy capacitadas y convencidas de que triunfarán convertirán su codicia por el poder en un sentimiento generoso de humanitarismo y sacrificio por los demás.

Síntomas negativos

Tiranía ambiciosa e intolerante, que no admite crítica.

Actitud dura, inflexible e incluso brutal en la severidad.

Necesidad de mandar y de reprimir si se les contradice en el propio poder.

Hiperactividad egocéntrica con daño y desgaste energético y físico psíquico.

Falta de comprensión y sobre todo de compasión.

Atonía sentimental, carencia afectiva e inteligencia severa.

Rigidez mental, ausencia de escrúpulos y seguridad en sí mismo al oprimir.

Goce en provocar discusiones, polémicas y tensiones.

Prepotencia, arrogancia y oportunismo hipócrita.

Modalidades expresivas de los que, seguros de sí mismos, con movimientos decididos, observan a sus interlocutores directamente a los ojos y de arriba abajo.

Indicaciones psicoterapéuticas

Estados de enfermedad en los que es necesario revitalizar el sistema nervioso, ortosimpático y parasimpático, para obtener un potente efecto distensivo sobre el equilibrio psíquico central y general.

Condiciones de agresividad y crueldad mental, de quien disfruta dominando a los demás y de quien se comporta con frialdad, sin piedad hacia los más débiles.

En los niños
Prepotente y sarcástico, que acaba golpeando a los compañeros.

Se apoya en otros compañeros para poder mandar.

Soberbia, altanería, a imitación de los adultos.

Indicaciones terapéuticas psicoorgánicas

Tos violenta con expectoraciones en pacientes intolerantes.

Hipertensión arterial en pacientes hiperactivos, pletóricos y autoritarios.

Síntomas gastrointestinales en personas que, aun siendo seguras de sí mismas, se exceden en su sed de mando (aerogastria, aerofagia, eruptos, halitosis, aerocolia y meteorismo).

Trastornos biliares, colecistopatías en pacientes hipercolémicos y tensos en el mando.

Colon irritable en pacientes arrogantes, jocosos, hipertensos a nivel psíquico.

Poliuria en pacientes hipercinéticos, ambiciosos, autoritarios y seguros de sí mismos.

Estados de cansancio físico y neuromuscular.

Consecuencias de paresia en pacientes en rehabilitación por insuficiencia funcional de las articulaciones.

Artritis reumatoide en personas que saben imponerse en la ayuda a los demás incluso cuando están enfermos.

Insomnio rebelde a los tratamientos comunes farmacológicos y psicoterapéuticos.

Intoxicación por alcohol, cannabis, anfetaminas y simpaticomiméticos.

Características de la curación

La manía de dirigir cede su lugar a un comportamiento dirigido a hacerse apreciar espontáneamente.

Se convierten en buenos directores, en organizadores respetuosos de la individualidad y de las opiniones de los demás.

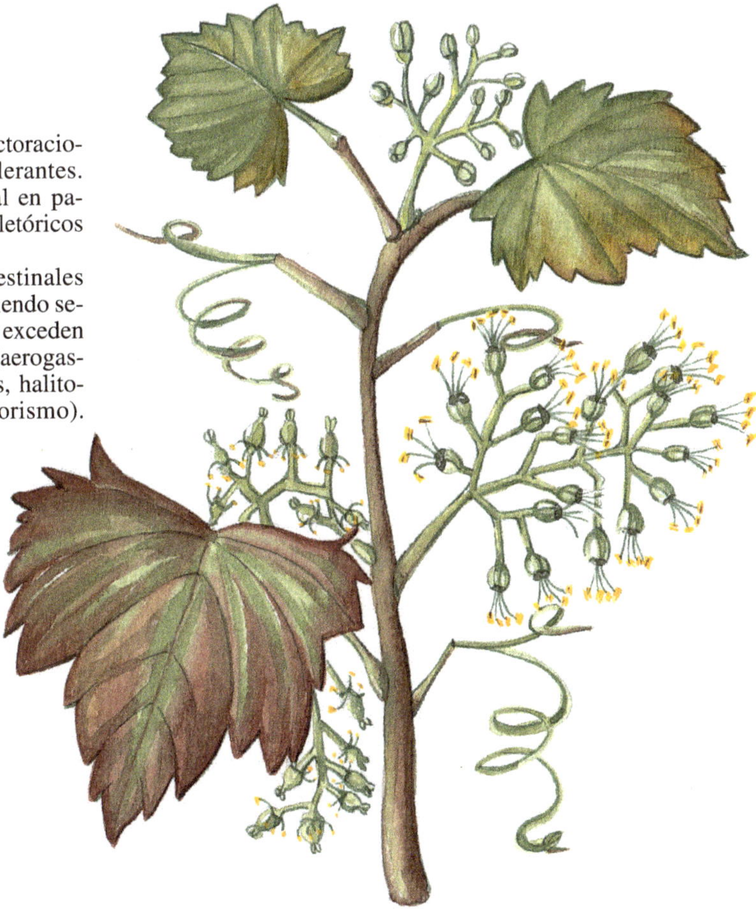

33. Walnut

Nogal, Noyer commun, *Juglans regia*
Familia: *Juglandaceae*

Origen: muy antiguo, en Asia Menor y Europa.

Hábitat: en el litoral hasta las 1.000 m; terrenos secos, libres y frescos.

Distribución: regiones templadas europeas y de Asia suroccidental.

Planta: árbol majestuoso como Júpiter, al cual se consagraba como *Jovis glans* (bellota de Júpiter); imponente (15-25 m), fuste erguido, copa grande, redondeada, corteza grisácea que emana un olor agradable.

Hojas: grandes, imparipinnadas, con numerosas hojitas puntiagudas, haz aterciopelado y envés liso y brillante, de color verde intenso.

Flores: masculinas de color verdoso, agrupados en amentos colgantes, de 5 a 7 cm de largo; flores femeninas verdes y erguidas, en grupos de dos o tres.

Frutos: drupa redondeada verde que contiene una cáscara con brotes pequeños (la nuez) dentro.

Floración y cosecha: entre abril y mayo.

Método de preparación: hervir (se utilizan solo las flores femeninas).

Fitoterapia: numerosas propiedades medicinales.

Generalidades

Esta flor es apropiada para los que son hipersensibles a la influencia de las opiniones ajenas. Se trata de personas que poseen ideales y ambiciones personales que saben realizar, aunque de vez en cuando se dejan influir por las opiniones fuertes y por el entusiasmo de los demás.

El nogal, con su remedio floral, asegura persistencia en las propias ideas y protege de la influencia de los demás.

Su señal vencedora es el color verde, dominante en la majestuosidad de gran efecto del árbol, consagrado a Júpiter. Además de en las hojas (verde aterciopelado y verde intenso), triunfa también en las flores, femeninas y masculinas. El color verde indica una persona segura de sí misma, dotada de ideas propias y de buen sentido práctico.

Sus cualidades de base son el equilibrio, la estabilidad, la seguridad y la calma, que se dan de cabeza con la hipersensibilidad a las opiniones ajenas, de nefastas consecuencias emocionales.

Otra señal muy importante la constituye el fruto, la nuez. La señal de este fruto, con la cáscara y sus brotes, nos recuerda por similitud la configuración de la calota craneal y la de su interior, con sus características circunvoluciones cerebrales. No sorprende que, en la antigua Roma, se atribuyeran a las «bellotas de Júpiter» cualidades benéficas para el cerebro.

Hasta entonces se intuía, por las creencias populares, la relación analógica existente entre las estructuras anatómicas del organismo humano y la señal de la planta predispuesta por la naturaleza para curar órganos específicos del hombre.

El remedio floral posee realmente una acción específica en la psique y en los centros córtico-cerebrales, centros de los que parten las órdenes para todos los órganos del cuerpo humano y a la cual llegan mensajes de los receptores nerviosos de todo nuestro organismo.

Síntomas negativos

Hipersensibilidad a las influencias que provienen del exterior, sobre todo en periodos de transición y de cambio.

Excesivo apego a los lazos con el pasado.

Actitud habitual de obedecer sin pensar a viejos esquemas mentales que frenan la evolución de la personalidad.

Emotividad inestable con dificultad de adaptación a los cambios.

Sugestión, preocupación, escrupulosidad excesiva.

Ansias de anticipación y angustia ante un cambio de planes.

Voluntad temporalmente débil y volubilidad.

Estados de vulnerabilidad del carácter en todos aquellos que tienen relaciones con el público (oradores, artistas, actores, médicos, asistentes sanitarios, etc.).

Indicaciones psicoterapéuticas

Trastornos emocionales y mentales como consecuencia de una hospitalización, de una operación quirúrgica, del matrimonio, la separación, cambio de trabajo, jubilación o viudedad.

Malestares obsesivo-compulsivos (o neurosis obsesivo-compulsivas).

Trastornos afectivos o del humor (ansia, fobia y depresión).

Incomodidad por percepciones anormales, sentirse el blanco de fuerzas ocultas, de irradiaciones energéticas de otras personas, de influencias externas.

En los niños
Trastornos por dentición, por el inicio de la escuela, por el nacimiento de un nuevo hermanito.

Trastornos del crecimiento y de la pubertad, también por la aparición de la menarquia en los adolescentes.

Dificultad de adaptación a cambios familiares, escolares, de ambiente o de ciudad.

Indicaciones terapéuticas psicoorgánicas

Cefalalgias, migrañas, vértigos y mareos en los viajes.

Insomnio por cambios (de habitación, de trabajo, por viajes, etc.).

Hipertensión arterial, neurosis postinfartual, por dificultad de aceptar los cambios, especialmente en aquellos críticos.

Trastornos por cambios del tiempo, de las estaciones, de lugar o de clima.

Malestares del embarazo, de la menopausia y del climaterio.

Incomodidades provocadas por la andropausa, la impotencia o la esclerosis mental.

Estados de toxicomanía, de dependencia durante la desintoxicación.

Condiciones de espera senil de la conclusión de la vida.

Características de la curación

Rotura de los lazos de dependencia de las ideas de los demás y de las imposiciones externas.

Liberación del pasado, viciado por los prejuicios.

Restablecimiento de la autonomía con un calor constructivo renovado y sin hipotecas.

Aceptación serena y positiva de los cambios impuestos por las circunstancias.

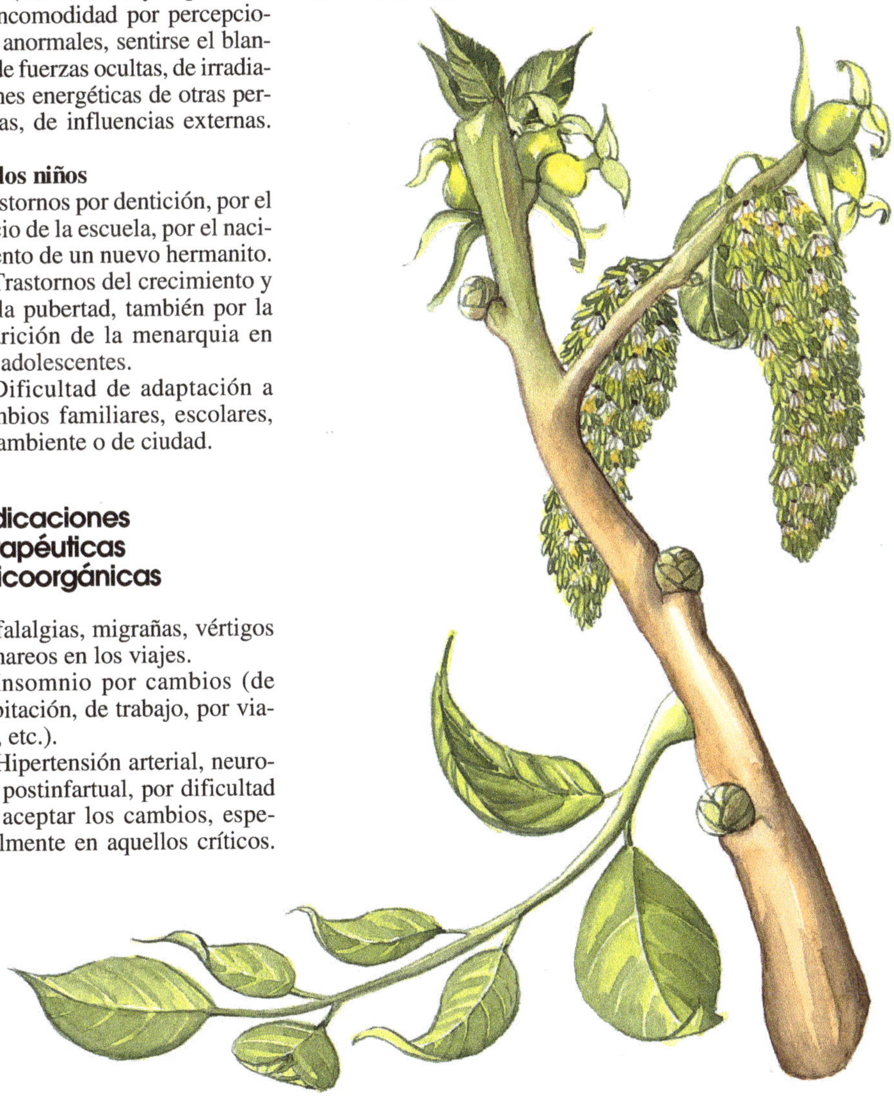

34. Water Violet

Violeta de agua (Violeta de pantano), Violette (Hottonie de marais), *Hottonia palustris*
Familia: *Violaceae*

Origen: Europa.

Hábitat: pantanos y estanques en los que desarrolla una acción oxigenante.

Distribución: Europa, Asia, América.

Planta: perenne, acuática; 30-40 cm de altura; crece en el agua; sobresalen el tallo y las flores de cinco pétalos, de color lila pálido, violáceo o rosado.

Hojas: en forma de pluma; permanecen debajo del agua.

Flores: de cinco pétalos, de color lila pálido, violáceo o rosado, siempre muy pálido; los pétalos están dispuestos en espiral y el centro es amarillo.

Frutos: se desarrollan bajo la superficie del agua.

Floración y cosecha: entre mayo y junio.

Método de preparación: infusión solar de las flores.

Generalidades

Esta flor es apropiada para aquellas personas que, sanas o enfermas, aman la soledad. Son personas muy tranquilas, no hacen ruido, hablan poco y se comportan con amabilidad. Son independientes, están capacitadas y confían en sus propios medios, libres de prejuicios y de las opiniones de los demás. Son reservadas y tienden a huir de las multitudes. Les gusta estar separadas y seguir su camino con mucha independencia. A menudo son inteligentes y emotivas y a veces tienden a hacer ostentación de su propio ímpetu.

La violeta de agua facilita las relaciones de estas personas con las demás, pudiéndose alcanzar incluso la comunión espiritual. La planta guarda una especial similitud con estas personas, siendo reservadas, distantes, tranquilas y orgullosas. La flor de color lila pálido, violáceo o rosado simboliza el equilibrio y la humildad, pero también el deseo de perfección y el impulso hacia la armonía de las relaciones humanas. Actúa como un calmante nervioso, ligero y delicado. La tonalidad pálida alude a sentimientos puros, de fuerza psíquica benéfica.

Las características figurativas de la planta acuática, que se insinúa en el agua creciendo flexible y voluble, y que sobresale de ella únicamente con el tallo y las flores, acentúan la capacidad de vivir en una doble dimensión psicofísica. El agua simboliza el inconsciente, la fecundidad, la purificación y la regeneración. El aire en el que los pájaros se mueven como si quisieran levantar el vuelo, además del deseo de elevación espiritual, simboliza también el deseo de ascensión social y profesional, de aumento de estima en el mundo en el que se trabaja.

La violeta de agua es el remedio floral para las personas reservadas, solitarias y orgullosas; y coincide con otras cualidades que enriquecerían su personalidad.

Es una gran sanadora que enseña el valor de la compañía, rectificando aspectos de desdeñosa soledad, que podrían provocar dificultades en los contactos personales e incluso discusiones fatuas y lamentables.

Síntomas negativos

Soledad libremente escogida y defensa orgullosa.

Frialdad, reserva excesiva, sin dar confianza nunca.

No querer tomar parte en la discusión común.

Intolerancia ante la promiscuidad.

Búsqueda del aislamiento cuando se está enfermo.

Sobrevaloración del propio yo, de las propias cualidades y capacidades.

Estima de sí mismo más allá de los normal con discreción orgullosa y frialdad.

Cordialidad convencional hacia los demás, con oportunismo.

Activismo sostenido por razonamiento de autosuficiencia.

Arrogancia difícil de tolerar a ojos de los demás.

Sustraerse del gozo, de la alegría y del alboroto en común.

Escasa imaginación, carencia de fantasía y creatividad.

Avidez que se reprocha y se detesta en los demás.

Indicaciones psicoterapéuticas

Trastornos de aislamiento, frustración emotiva e inflexibilidad de carácter.

Endurecimiento excesivo de la personalidad causado por una excesiva estima de uno mismo.

Obcecación en dirimir todo conflicto, por mínimo que fuere.

Deseos de olvidar todo y retirarse del mundo.

En los niños
Aislamiento orgulloso de los demás.

Presunción, pedantería y repulsión contenidas hacia los otros.

Dificultad sobre cómo comportarse en compañía.

Exigencia de moverse más allá de los límites.

Indicaciones terapéuticas psicoorgánicas

Trastornos de la alimentación (anorexia, bulimia, inapetencia, dieta desordenada y fuera de los horarios) en las personas solitarias que, sin embargo, sienten una gran necesidad de afecto y de compañía.

Dispepsia en las personas que les gusta comer solos y con calma, cada vez que se ven obligados a participar, quieran o no, en comidas de negocios.

Inhibición del carácter y rigidez en el comportamiento.

Dolores fuertes de cabeza y de barriga.

Dificultad para expresarse libremente en público.

Taquicardia paroxística con ligera hipertermia; hipertensión arterial en pacientes hipercontrolados, intolerantes por la promiscuidad.

Tensión muscular, dolores reumáticos e insomnio con dificultad en el reposo.

Características de la curación

La frialdad se cambia en calor; caen la discreción y el desapego de los demás.

Se sale de la soledad vacía y orgullosa y se siente satisfacción cuando se tiene que dar un discurso, colaborar y consultar cotidianamente con los demás.

Amabilidad, dulzura, naturalidad, humildad y sintonía con el prójimo.

No se nos rechaza ser condescendiente, en cada ocasión.

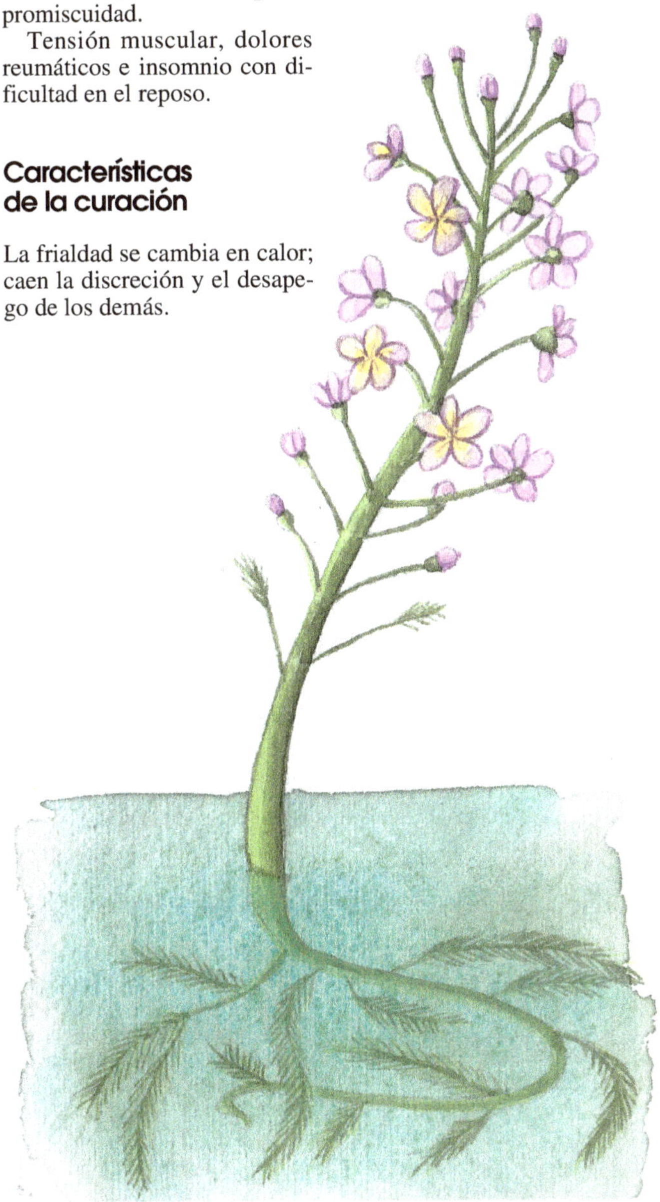

35. White Chestnut

Castaño de Indias blanco, Marronier blanc, *Aesculus hippocastanum*
Familia: *Hippocastanaceae*

Origen: Asia Menor, Grecia, Albania.

Hábitat: avenidas, jardines, parques.

Distribución: Europa, Asia occidental, América del Norte.

Planta: gran árbol de hoja caduca, tronco robusto y alto (15-30 m); con ramificaciones abundantes y ramas que se curvan hacia lo alto; copa majestuosa, ovoidal o piramidal; en España no crece espontáneamente, pero suele encontrarse en jardines.

Hojas: caducas, opuestas, con pecíolo largo; palmeadas, digitadas, divididas en grupos de cinco o siete hojitas piramidales; ápice agudo; borde doblemente aserrado.

Flores: masculinas y femeninas; inflorescencia en candelabro; corola de colores blanco y crema con una mancha central roja, rosa o amarilla.

Frutos: cápsulas ovoidales y puntiagudas, conteniendo entre una y cuatro semillas similares a las castañas (no comestibles); globosas, espinosas y coriáceas.

Floración y cosecha: entre los meses de abril y junio.

Método de preparación: maceración al sol de las panochas piramidales con las flores masculinas y femeninas, dobles o singulares.

Fitoterapia: propiedades hemostáticas, astringentes y venosas.

Generalidades

Esta flor es apropiada para aquellos que no sienten interés por la realidad, y que se atormentan con ideas, pensamientos y razonamientos indeseados. Esto sucede especialmente en los momentos en los que la mente está poco ocupada en las cosas concretas del mundo, casi vacía, o tiende a fantasear.

Precisamente entonces llegan imágenes y pensamientos que preocupan. Obsesivos, giran y giran en la cabeza, imponiendo su tortura mental. Aunque se rechacen, retornan insistentemente, fastidiosos como carcoma en el silencio de la noche. Además de quitarnos la paz, bloquean la posibilidad de trabajar y de disfrutar de la vida.

El castaño de Indias blanco es el remedio floral para estas situaciones exasperantes. Proporciona vigor a la mente, desarrolla la intuición y la creatividad y reconduce al presente. Sus rasgos indican claramente cuál será el remedio.

La majestuosidad del árbol induce a la tranquilidad mental, mientras las ramas curvadas hacia lo alto aseguran capacidad de guiar de forma racional el pensamiento.

La inflorescencia en candelabro expresa un fuerte compromiso constructivo en las cosas concretas del presente. La corola de color crema simboliza una transformación tal que permite al paciente de soltar a su alrededor una fuerza psíquica benéfica. La mancha roja, rosa o amarilla indica transformación energética (rojo), armónico-artística (rosa) o genialmente positiva, pero intermitente (amarillo oscuro).

Síntomas negativos

Obsesiones lesivas. Las ideas fijas roen la serenidad del paciente.

Fijaciones obsesivas, imágenes extrañas, sin relación con el presente.

Presencia de voces internas que chirrían o retumban.

Interés insuficiente que no permite concentrarse en el trabajo.

Condiciones de emotividad histérica, mitómana, desfasada o intranquila.

Emotividad inactiva, como a la espera, persistente y pávida.

Consideraciones mentales y confabulaciones.

Indicaciones psicoterapéuticas

Estados de ansiedad y angustia imprevista.

Condiciones de hipersensibilidad, de trastornos obsesivos e imaginativos, espera aprensiva, preocupación, recuerdo de traumas pasados, previsión de desaventura, de fines inminentes de uno mismo y del mundo.

Nerviosismo crónico de tintes melancólicos, con senti-

35. White Chestnut

miento de pesimismo universal, gusto por lo antiguo, las ruinas, las calaveras y los cementerios.

Desorientación, distracción, trastorno del curso del pensamiento, fuga de las ideas, grandiosidad, ideas irracionales y persistentes y pensamiento obsesivo.

En los niños

Distracción, retraso escolar a causa de pensamientos desagradables.

Aprensión con hipersensibilidad a la luz fuerte, al ruido y a los reproches.

Deseo de dormirse con la luz encendida y la puerta abierta.

Insomnio y enuresis nocturna del niño y del adolescente.

Indicaciones terapéuticas psicoorgánicas

Trastornos ansiosos o fóbicos con repercusiones sobre el físico.

Insomnio, sueño inquieto y brusco despertar.

Hiperhidrosis nocturna, sudores fríos, lipotimias, tics, sollozos, temblores fóbicos.

Neurodermitis, somatizaciones cutáneas por la persistencia de pensamientos obsesivos.

Fijaciones obsesivas reiteradas, con dolores abdominales o lumborrenales.

Toxicomanía con trastornos del estado de conciencia y confusión mental.

Intoxicación por cannabis, intensificación de las percepciones, sensación de reducción de la marcha del tiempo, euforia o apatía, ideas paranoicas.

Trastornos de la vejez, con pensamientos de frustración persistentes que impiden o desalientan las actividades tranquilas típicas de la tercera edad.

Descenso de la libido, impotencia y anorgasmia por remordimientos persistentes.

Características de la curación

La mente no sufre impotente la riada incesante de los pensamientos, sino que los domina y expulsa fuera de sí la turbación emocional.

Los pensamientos se han vuelto constructivos, unidos a la vida real y a los problemas concretos de la existencia cotidiana.

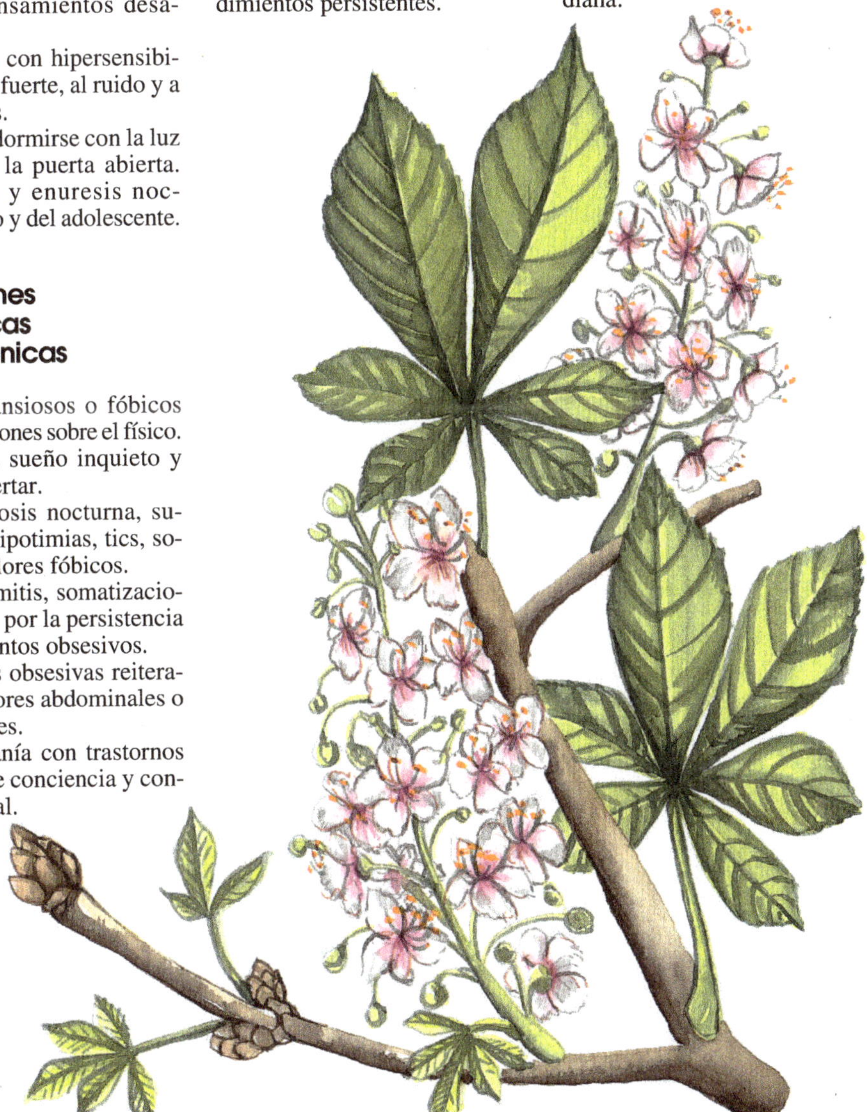

36. Wild Oat

Avena silvestre, Folle avoine, *Bromus ramosus*
Familia: *Graminaceae*

Origen: Asia Menor.

Hábitat: lugares húmedos y sombreados; campos, prados, terrenos vírgenes y bosques, cerca de los setos, a lo largo de los márgenes de las carreteras.

Distribución: regiones templadas.

Planta: anual, selvática; tallo alto (60-120 cm) y caña cubierta de pelusa de las que se ramifican las estrellas que sujetan las delgadas panochas.

Hojas: caducas, opuestas, con pecíolo largo; palmeadas, digitadas, divididas en grupos de cinco o siete hojitas piramidales; con ápice agudo y borde doblemente aserrado.

Flores: recogidas de dos en dos en una panocha de espiga colgante de color verdoso.

Frutos: secos, con una única semilla; ahusados y agujereados por un lado; no se abren cuando madura.

Floración y cosecha: entre mayo y agosto.

Método de preparación: se dejan macerar las flores al sol.

Fitoterapia: propiedades nutrientes, antidiarreicas, refrescantes, diuréticas y sedantes.

Generalidades

Esta flor es muy apropiada para aquellos que ambicionan vivir plenamente pero sufren de incertidumbre e indecisión sobre lo que se debe hacer, sobre qué camino seguir para aquellos que, incluso siendo muy ambiciosos, no poseen una vocación particular. Esto determina en ellos una insatisfacción persistente y muy deprimente.

La avena silvestre es el remedio floral adecuado a este estado negativo lamentable que exigiría un análisis psicoanalítico riguroso, para hacer aflorar las motivaciones inconscientes que se encuentran en la base del trastorno.

Encontramos de nuevo este estado en los rasgos de la avena, una planta silvestre con un destino incierto y que vive en cualquier sitio —en los bosques, en los campos o en los bordes de las carreteras—, pero que consigue sobrevivir, buscando zonas húmedas en las que abunde el agua, matriz primordial de la vida en nuestro planeta y símbolo del inconsciente. Esta actitud instintiva refleja una necesidad de adaptación fecunda, que permita poner a prueba el talento que se posee, aunque el fruto consista en una única semilla, que no se abre durante la maduración.

La ayuda decisiva proviene de las flores verdosas, cuyo color ya es de por sí curativo. Relacionado tradicionalmente con la primavera, en el momento del crecimiento lozano pero equilibrado de la naturaleza, el color verde coincide perfectamente con el carácter de una persona segura de sí misma y que sabe encontrar su lugar correcto en el mundo.

Este remedio floral garantiza la transformación de una persona incierta, indecisa e insatisfecha, en una persona equilibrada, decidida y ponderada que sabrá moverse consciente de su propio talento y de la propia vocación, con la seguridad de poder decir y hacer muchas cosas, efectuando elecciones precisas y adecuadas a las propias exigencias espirituales.

Síntomas negativos

Incertidumbre vocacional, miedo de tomar una decisión equivocada.

Crisis de dudas, complejo de inferioridad y autocrítica poco rigurosa.

Carencia de buen sentido e incluso de sentido común en las elecciones.

Indecisión persistente, ideas desesperadas, contradictorias e inconcluyentes.

Estados de ánimo ambivalentes por falta de sinceridad hacia sí mismos.

Emotividad voluble; cambio, sin reflexionar, de afectos, amistades y simpatías.

Máxima indecisión; dejar para el día siguiente sin saber escoger.

Muchos excesos, mucha inseguridad, poca tranquilidad, ninguna decisión.

Incapacidad de hacerse cargo de los problemas ajenos cuando se vive en un grupo social (familia, escuela, fábrica, sindicato, partido o comunidad).

Cambiar siempre de actividad; no respaldar nunca con todo el alma a algo.

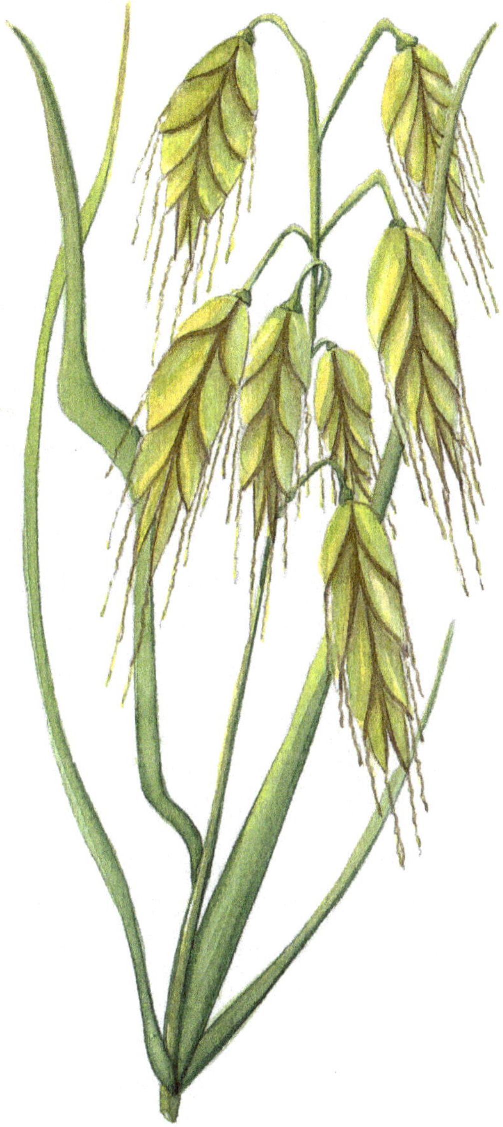

Indicaciones psicoterapéuticas

Nerviosismo, depresión en las personas que viven a la espera de una noticia importante.

Desinterés por la realidad, frustración ante unos objetivos demasiado idealizados, irrealizables o inexistentes. Egocentrismo neurótico, originalidad eufórica, superficialidad.

En los niños
Indecisión a causa de padres demasiado posesivos en determinadas situaciones.

Incertidumbre extrema ante todo.

Inculpación continua por aquello que se ha hecho.

No saber decir qué es lo que se quiere hacer de mayor.

Duda ante cualquier circunstancia, sobre lo que se debe y lo que no se debe hacer.

Indicaciones terapéuticas psicoorgánicas

Trastornos pulmonares o hepatobiliares por ambición frustrada por indecisión.

Apatía, astenia y debilidad neuromuscular por falta de ambición.

Problemas sexuales por incertidumbre y carencia de iniciativa.

Trastornos nerviosos causados por incapacidad de tomar una decisión.

Trastornos neurovegetativos causados por estar sujetos a las influencias externas.

Problemas con la comida en las personas que tienen «demasiada carne en el asador» y no saben escoger.

Náuseas y sensación de disgusto en circunstancias dudosas.

Hipotensión, lipotimia, vértigos y falta de decisión.

Inestabilidad nerviosa en relación con la menstruación.

Estados de colapso por inestabilidad psicofísica o psicosomática.

Características de la curación

Recuperación del equilibrio emocional y del sentido de la realidad.

Se aclaran las dudas y se dibuja claramente un horizonte.

Ya no se es una persona que no sabe qué dirección seguir en la propia existencia. Se ha dibujado en la mente y a nivel emotivo una ambición bien definida que puede realizarse con las propias capacidades. Esto hace posible una elección de los objetivos que se han de perseguir.

37. Wild Rose

Agavanzo, Eglantier,
Rosa canina
Familia: *Rosaceae*

Origen: Persia, en donde se la consideraba una flor mágica.

Hábitat: colinas y baja montaña; terreno sólido, pedregoso, arcilloso; en los límites de los bosques, claros en los bosques de latofolias, sobre las riberas escarpadas, en peñascos, pedregales, campos vírgenes y senderos.

Distribución: muy difundido en Europa, Asia, África y América del Norte.

Planta: arbusto dialipétalo constituido por pequeños troncos espinosos, robustos, en germinación continuada; troncos, rígidos y erguidos, divididos en muchas ramas arqueadas, curvadas hacia el terreno y que llegan a formar matas; posee también profundas raíces que emiten pequeños brotes radicales.

Hojas: ovales, de color verde oscuro en el lado superior y verde claro en el inferior, divididas en dos o tres pares de hojitas, con hojas simples en el ápice.

Flores: bisexuales; con cinco grandes pétalos dispuestos simétricamente; 5 cm de diámetro y 2 cm de longitud; el color varía del blanco al rojo pálido; su perfume es delicadísimo.

Frutos: baya roja escarlata, piel lisa con muchos aquenios pilosos, alargados; pulpa comestible, útil para mermeladas.

Floración y cosecha: entre mayo y junio.

Método de preparación: hervir ramas floridas.

Fitoterapia: propiedades terapéuticas diversas.

Generalidades

Esta flor es apropiada para aquellas personas que, sin un motivo aparente, se abandonan a la resignación y a la pasividad. No hacen nada por mejorar y dar un poco de alegría a su existencia. Vegetan con indiferencia en un estado de tristeza sutil. Su desinterés por la realidad es muy grande. Renuncian a la lucha por la vida y, generalmente, no se lamentan en público.

El agavanzo es muy similar a estas personas. En su condición de arbusto espinoso se mantiene protegido en soledad en terrenos escarpados. Espera con resignación la puesta del sol y la llegada de la noche, símbolo de la muerte, de la nada eterna. Pero el remedio floral lo curará, induciendo en él la carga energética de las flores de las grandes corolas, que van desde el color blanco al rojo pálido y al rosa claro, y que no quieren cerrarse con la llegada del crepúsculo en espera de la muerte. Encontramos en ellas el perfume delicado de la pureza gozosa (en el blanco), de la suave ternura (en el rosa) y también del ardor apasionado y provocador (en el rojo); es decir, lo que se necesita para no dejarse ir a la deriva. La naturaleza *medicatrix* ha transmitido en esta flor los distintos sentimientos que dan a la vida motivaciones más que suficientes para que esta sea vivida con entusiasmo y participación.

Síntomas negativos

Resignación desoladora y sentimiento de derrota.

Descuido de las obligaciones diarias, dejándolo todo para el día siguiente.

Dar vueltas a las cosas sin interés, con sensación de abandono total.

Incapacidad de pensar que exista algo mejor para sí mismo.

Dejar que las horas pasen vegetando.

Inactividad habitual por pereza de carácter.

Indolencia al ayudar a los demás de los que no se preocupa mínimamente.

Inconscientemente, preferir descargar sobre el destino la propia ineptitud. Conscientemente, asumir la actitud del «enfermo crónico».

Indicaciones psicoterapéuticas

Estado de emotividad inactiva, introvertida, apática, resignada e inerte.

Emotividad inquieta, insatisfecha, meditabunda, insociable y paranoide.

Cierre en el gueto del aislamiento por frustración y por

codicia insatisfecha.

Depresión apática avivada por la atracción por la muerte.

Tendencia a gastar, a derrochar en cosas fútiles, que enseguida se tiran.

Trastorno de pérdida de personalidad con pérdida también del sentido de la realidad.

En los niños

Recién nacidos que duermen durante mucho rato o se mueven poco cuando están despiertos.

Carencias afectivas pasadas o presentes.

Descuidados, sin visión del peligro, torpeza hasta tal punto que son capaces de hacerse daño durante el juego.

Desganados, incapaces de aprender constantemente.

Tendencia a lamentarse.

Indicaciones terapéuticas psicoorgánicas

Somnolencia, hipotonía muscular por apatía, indolencia, tristeza, resignación y falta de alegría.

Estado de coma, de ausencia de la consciencia (debe administrarse *Rescue Remedy*).

Mala digestión, con flatulencias por falta de ganas de vivir.

Lasitud de los ligamentos y falta de coordinación del aparato locomotor causada por la convicción de haber absorbido energías negativas.

Gota, hiperuricemia, cálculos renales y biliares por concreciones orgánicas causadas por el fatalismo, la indiferencia y la inercia emotiva y mental.

Impotencia sexual, anorgasmia, frigidez por aburrimiento, falta de energía, apatía, indolencia, indiferencia y ausencia de deseo.

Características de la curación

Regreso atrevido a la vitalidad.

Vuelve el gusto por las pequeñas cosas de la vida cotidiana.

El aburrimiento desaparece.

Se recupera el sentido del humor.

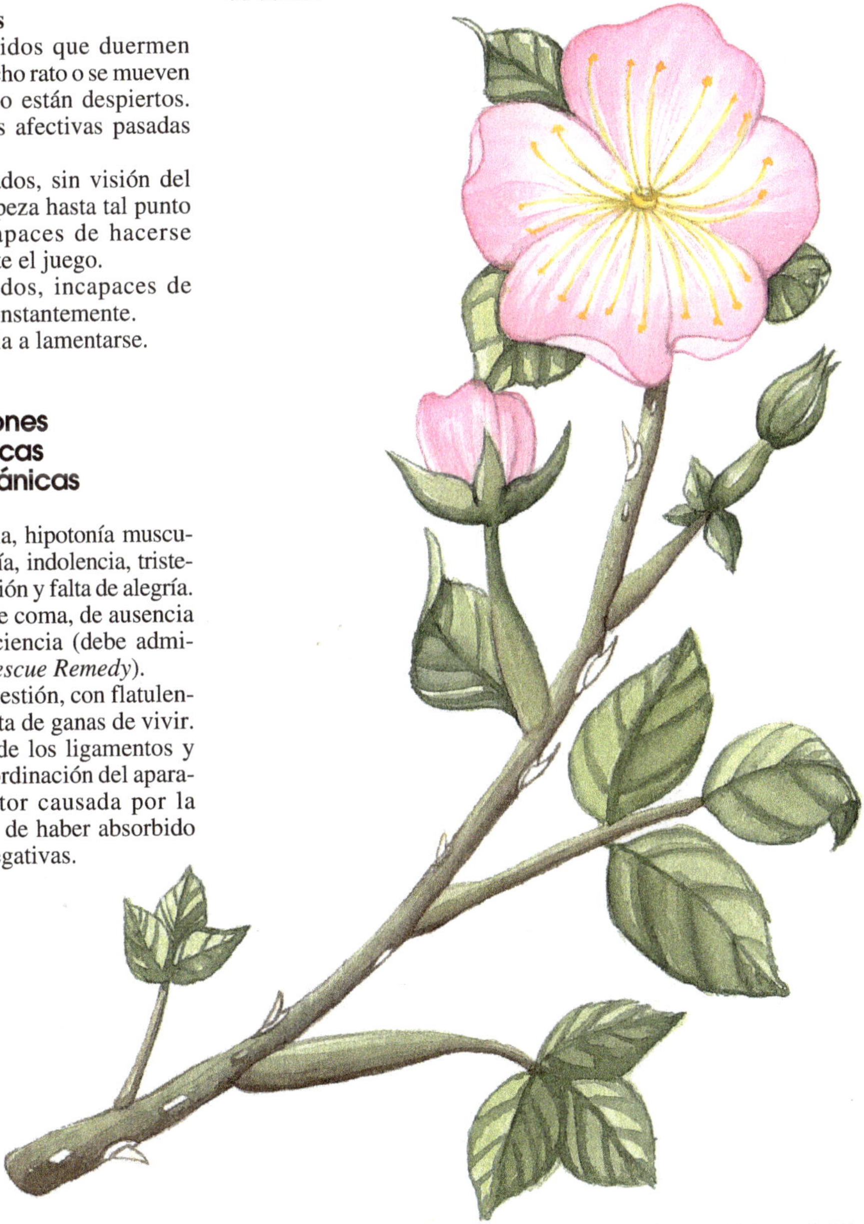

38. Willow

Sauce amarillo, Saule blanc à pousses jaunes, *Salix vitellina*
Familia: *Salicaceae*

Origen: en el hemisferio boreal, durante la era terciaria.

Hábitat: lugares húmedos, en las orillas de los cursos de agua; terreno ligero, profundo y regado.

Distribución: en todo el hemisferio boreal, raro en el austral.

Planta: dioica, de tronco sinuoso, de 10 m de altura; a menudo doblado, con ramas curvadas hacia abajo; corteza amarilla dorada en invierno o gris, rugosa.

Hojas: de borde lineal, de 10-15 cm de largo; lanceoladas y puntiagudas.

Flores: amentos monosexuales, de color amarillo (masculinas) y verde (femeninas) en árboles separados, agrupadas en espigas compactas.

Frutas: cápsula lisa, con muchas semillas pilosas, negras; agrupadas en infrutescencia.

Floración y cosecha: entre mayo y junio.

Método de preparación: se hierven las ramas con flores masculinas y femeninas.

Fitoterapia: propiedades febrífugas y antireumáticas.

Generalidades

Esta flor es apropiada para las personas que se dejan invadir por el desaliento o la desesperación porque han sufrido por las adversidades de la vida. No se conforman con su condición sin lamentarse o resentirse consigo mismos o con el destino y todavía más con los demás. A menudo lo hacen por costumbre o para mostrarse a la gente con la cara de la víctima. Juzgan la vida únicamente en función del éxito social, del dinero. Encuentran tan injusto su destino que son capaces de amortizar su entusiasmo y el activismo por aquellas cosas que hacían con placer antes de entrar en la crisis.

La naturaleza *medicatrix* ha facilitado la terapia para estos estados de ánimo negativos. El color amarillo de las flores masculinas es un programa de continuación vivaz, antojadizo, rico de entusiasmo, de luz deslumbrante, de alegría amable y estimulante. Es un programa de apertura mental luminosa que elimina definitivamente las lágrimas del rostro de estas personas insatisfechas, que ven en las cosas solo el lado negativo y odian al prójimo. El color verde de las flores femeninas enciende de nuevo la esperanza en los ojos llenos de lágrimas. Esta actitud positiva de apertura permite a estas personas, curadas de sus estados negativos, asumir con discreta conciencia todas las responsabilidades de sus anteriores fracasos existenciales que se ponen en relación de causa y efecto con los aspectos más negativos de su carácter. Las características figurativas del sauce confirman una actitud típica, simbolizada en las ramas curvadas hacia abajo a las que sigue una corriente ascendente de energía, a juzgar por la sinuosidad del tronco. Nos encontramos, por lo tanto, ante un carácter extremadamente interesante y con reacciones imprevisibles.

Síntomas negativos

Sentirse amargados, llenos de rencor e injustamente maltratados por el destino.

Desilusión, frustración en las propias ambiciones.

Autoconmiseración hipócrita, aunque verdadera en parte.

Desconsuelo por un destino que se cree que no se merece.

Tendencia a culpar a los demás de las propias derrotas.

Carácter irascible, mezclado a veces de envidia, soberbia y victimismo.

Crueldad para con las alegrías y desgracias ajenas.

Tendencia a ver únicamente el lado negativo de las cosas cuando se refieren a uno mismo.

Indicaciones psicoterapéuticas

Trastornos afectivos o del humor y depresión.

Desesperación con pérdida temporal de interés por el trabajo, asociada a trastornos del apetito, del sueño y de la libido.

Reducción del movimiento psicomotor, disminución de energía, sentimiento de frustración y de desvalorización por culpa de los demás, con irascibilidad, polémica y rencor.

Autocompasión asociada a victimismo y tendencia a hacer daño.

Aislamiento; simulación de estar mal; odio por resentimiento.

En los niños
Tendencia a la autocompasión, con cólera y odio continuados aunque sin manifestarlos.

Rencor, resentimiento, envidia, enfermedades simuladas.

Irreverencia hacia los demás, a su vez inculpados injustamente.

Sentirse víctimas de las circunstancias y de los demás.

Indicaciones terapéuticas psicoorgánicas

Pérdida del cabello, canas precoces por resentimiento amargo.

Arrugas, discromías cutáneas por insatisfacción.

Insuficiencia hepática por hipocondría, rabia y envidia.

Bulimia, obesidad como compensación por los fracasos, ambición decepcionada.

Neurosis gástrica, úlcera gastroduodenal por desazón psíquica.

Dolencias, neuralgias, neuritis, espasmos, cefalea de odio, resentimiento.

Angina de pecho, arritmia cardíaca, corazón cansado o senil al sentir la incapacidad de controlar el propio destino.

Síndrome premenstrual por autocompasión y resentimiento.

Polución nocturna, eyaculación precoz e impotencia por tendencia a inculpar a los demás, autoconmiseración y desdén.

Características de la curación

Recuperación de la capacidad de encuadrar los acontecimientos dolorosos de la vida en una visión globalmente positiva de la existencia, que permite valorar las propias capacidades y disfrutar de los mejores aspectos de la propia vida.

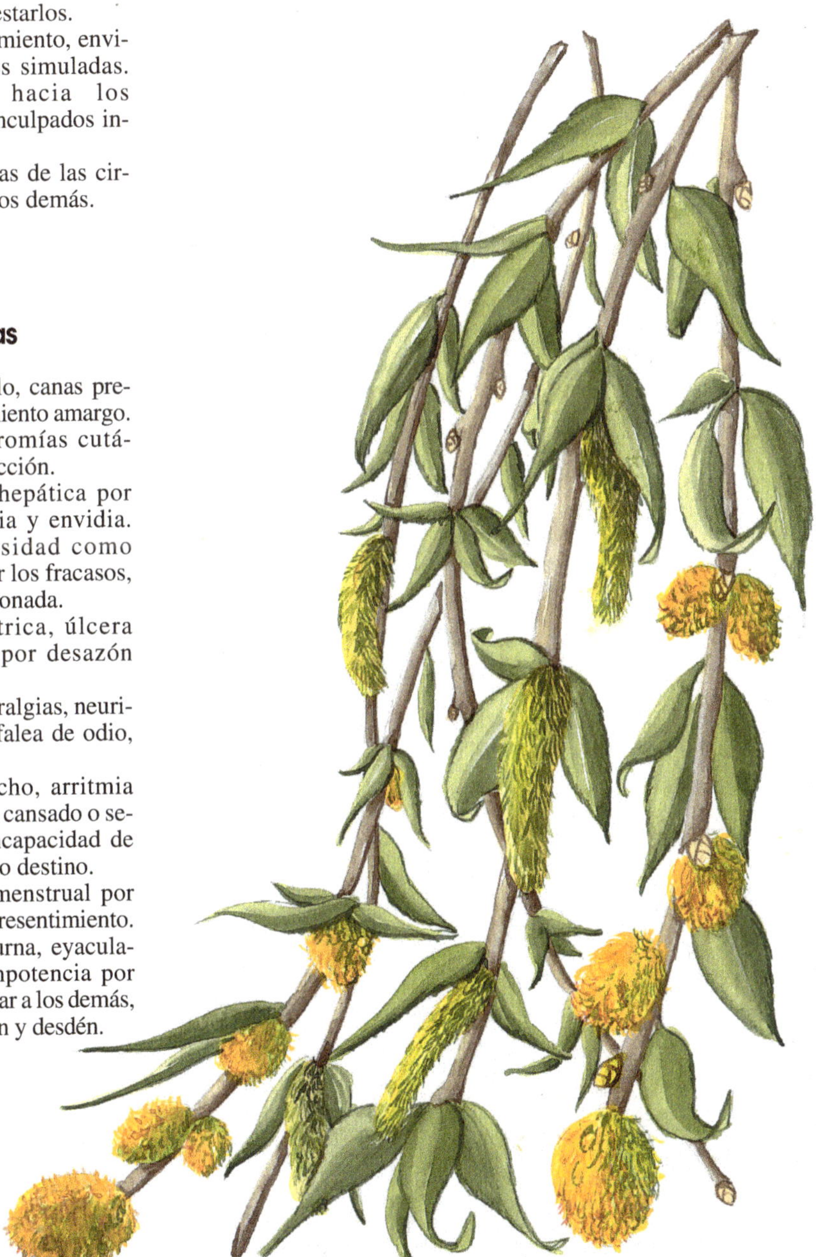

TABLA DESCRIPTIVA DE LAS FLORES DE BACH

1. Agrimony

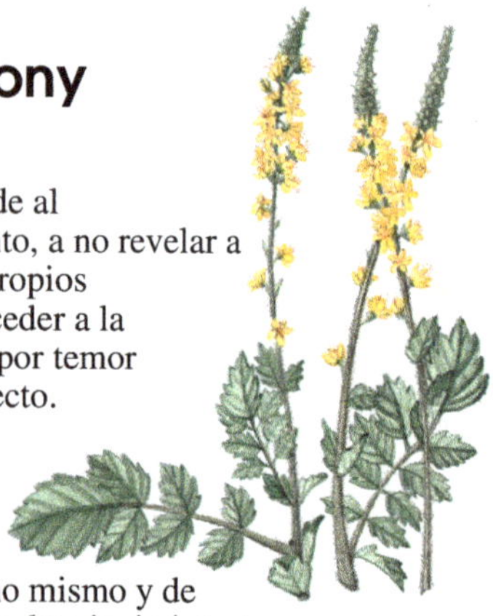

Empleo
Cuando se tiende al ensimismamiento, a no revelar a los demás los propios problemas o a ceder a la voluntad ajena por temor de perder su afecto.

Efectos
Permite recuperar el coraje de ser uno mismo y de enfrentarse a los demás sin intentar esconderse.

Síntomas
Tic nervioso, trastornos gástricos y respiratorios, dependencia del alcohol o de los psicorfármacos.

2. Aspen

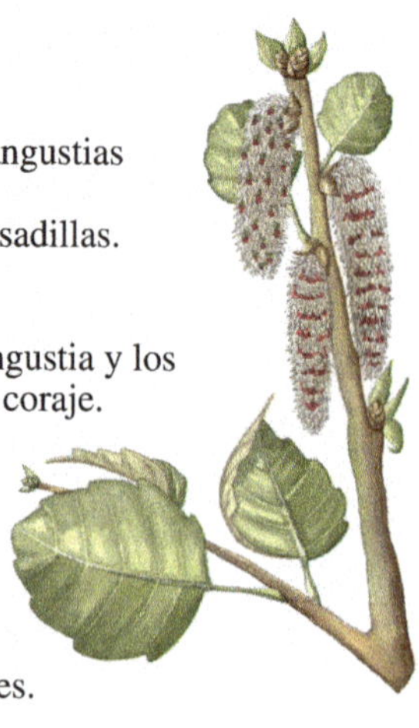

Empleo
Cuando se sufre de angustias imprevistas, miedos, presentimientos y pesadillas.

Efectos
Permite superar la angustia y los miedos, adquiriendo coraje.

Síntomas
Sueño inquieto, trastornos abdominales, taquicardia, náuseas y dificultades sexuales.

3. Beech

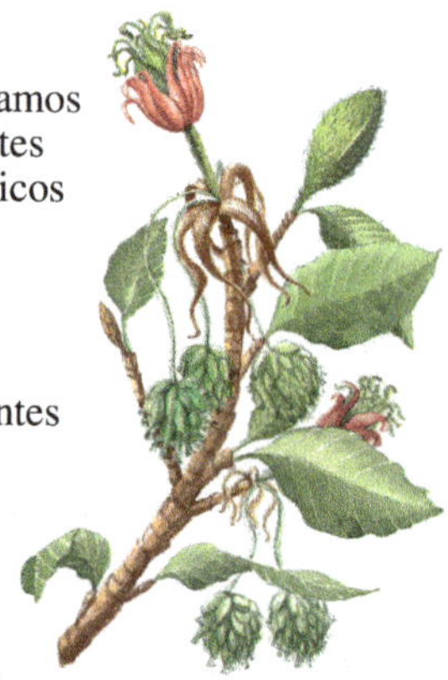

Empleo
Cuando nos descubramos intolerantes, arrogantes y excesivamente críticos hacia los demás.

Efectos
Permite ser menos severos y más tolerantes y optimistas.

Síntomas
Trastornos gastrointestinales, hepáticos y urinarios, descontento y dolores en las articulaciones.

4. Centaury

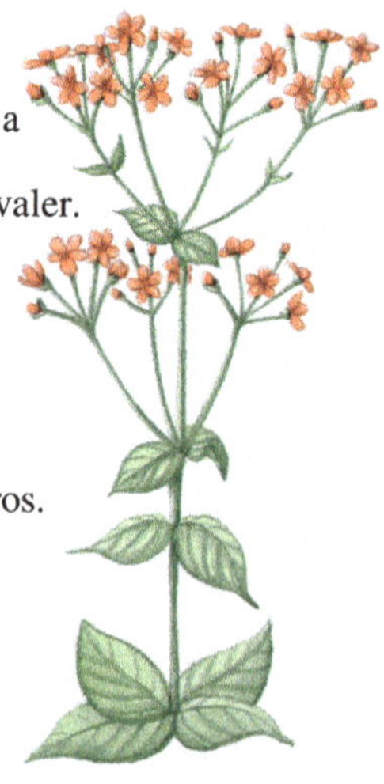

Empleo
Sumisión y obediencia a los demás, siendo incapaces de hacernos valer.

Efectos
Permite conseguir afirmar la propia personalidad y mantener una actitud equilibrada hacia los otros.

Síntomas
Agotamiento, sentimiento de cansancio, palidez y dolores lumbosacros.

5. Cerato

Empleo
Cuando se tienen dudas e incertidumbre sobre las decisiones que se han de tomar y se tiende a dejarse influir por los demás.

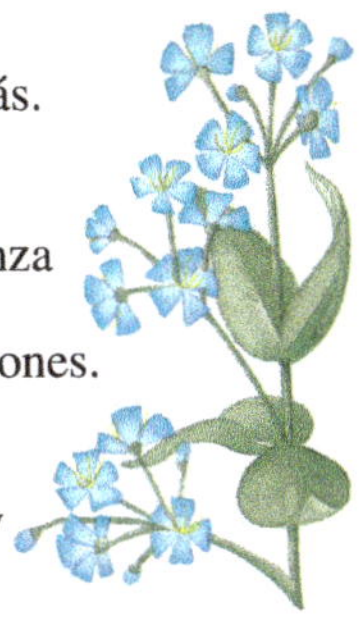

Efectos
Confiere seguridad y confianza en uno mismo y un mayor equilibrio al tomar las decisiones.

Síntomas
Ansiedad, estrés, insomnio y trastornos sensoriales.

6. Cherry Plum

Empleo
Cuando se tiene miedo de perder el control o sufren crisis de ira imprevistas.

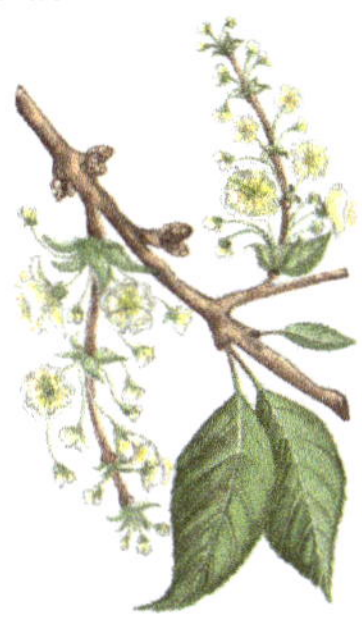

Efectos
Ayuda a recuperar el equilibrio y a instaurar una buena relación con el propio inconsciente. Permite relajarse y desarrollar armoniosamente la propia personalidad.

Síntomas
Agresividad, trastornos circulatorios, estipsis, incontinencia y acné.

7. Chestnut Bud

Empleo
Cuando se tiende a repetir los mismos errores, y la capacidad de aprender, de madurar y de atesorar nuestras propias experiencias es muy pobre.

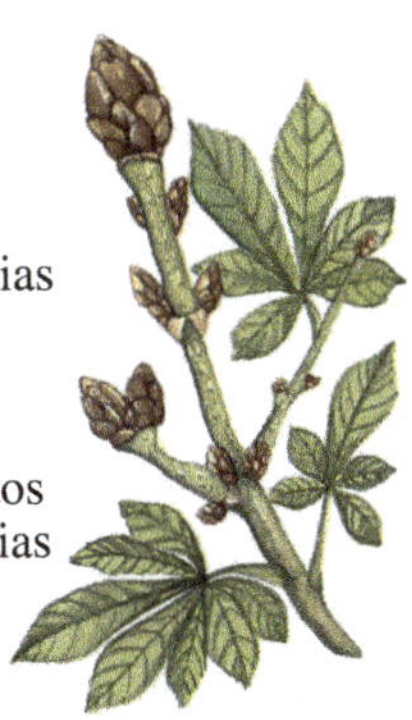

Efectos
Ayuda a olvidar los aspectos negativos de las experiencias vividas y a enfrentarnos a la realidad con un interés y un equilibrio renovado.

Síntomas
Dolor de cabeza, gastritis, apatía y tendencia a contraer las mismas enfermedades.

8. Chicory

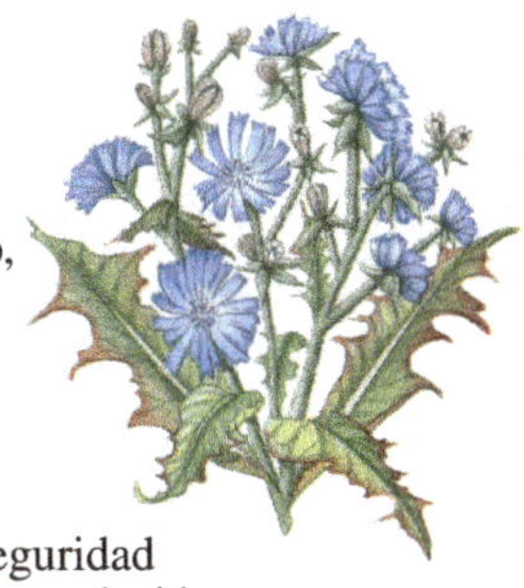

Empleo
Cuando se es demasiado posesivo, celoso y exigente con las personas a las que se quiere.

Efectos
Al disminuir la inseguridad ayuda a mantener una relación menos posesiva con los demás.

Síntomas
Enfermedades psicosomáticas, depresiones, trastornos cardíacos, hepáticos y génitourinarios.

9. Clematis

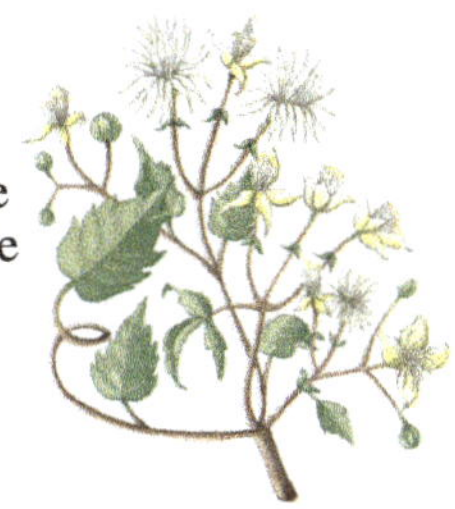

Empleo
Desinterés por el presente para vivir en un mundo de sueños y fantasías que se sienten de manera más vívida que la realidad.

Efectos
La realidad adquiere a nuestros ojos su justa importancia. Descubrimos estímulos y profundidades.

Síntomas
Trastornos de la memoria y del equilibrio, distracción, manos sudadas, desvanecimientos y somnolencia. Trastornos alimentarios.

10. Crab Apple

Empleo
Cuando necesita una purificación interior. Cuando se siente repulsión por enfermedades o por ciertos tipos de animales en casos de intoxicación.

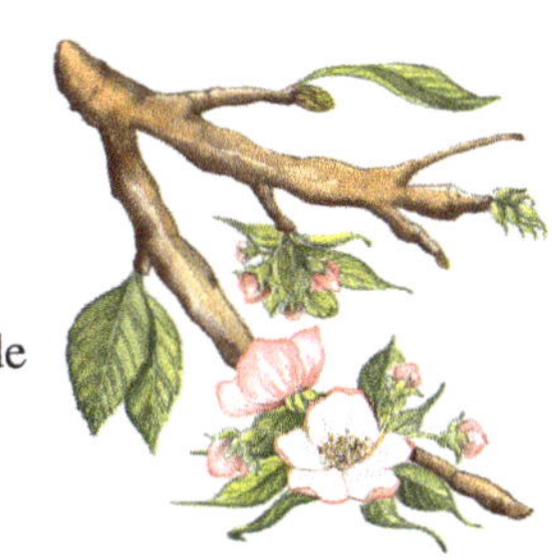

Efectos
Mejora la autoestima y ayuda a comprender los errores y necesidades fisiológicas.

Síntomas
Miedo de las enfermedades, intoxicaciones, alergias, problemas de la piel, astenia y náuseas.

11. Elm

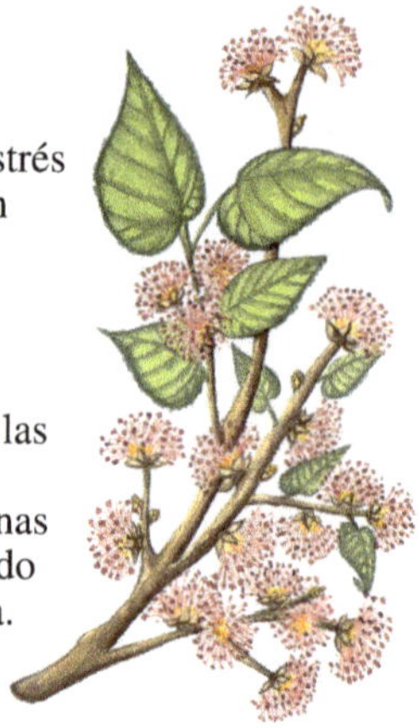

Empleo
Cuando sufrimos de estrés y tenemos la sensación de no estar a la altura de las situaciones.

Efectos
Confiere confianza en las propias capacidades y posibilidades. Da ganas de trabajar, manteniendo una actitud equilibrada.

Síntomas
Trastornos psicosomáticos, nerviosismo, sensación de malestar, dorsalgias y trastornos sexuales.

12. Gentian

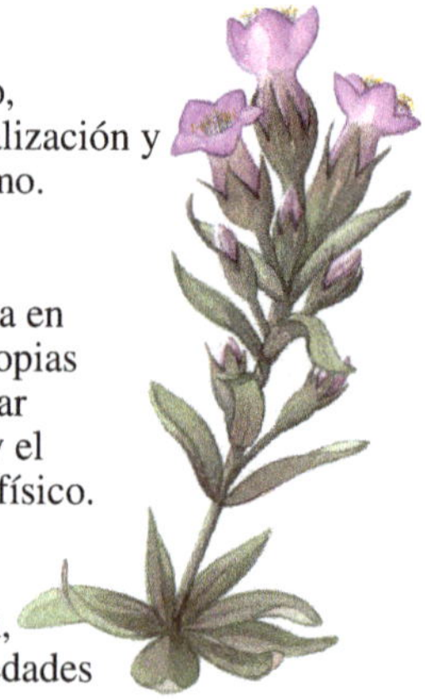

Empleo
En caso de desaliento, inseguridad, desmoralización y tendencia al pesimismo.

Efectos
Devuelve la confianza en uno mismo, en las propias capacidades de superar situaciones difíciles y el justo equilibrio psicofísico.

Síntomas
Malhumor, depresión, pesimismo y enfermedades crónicas.

13. Gorse

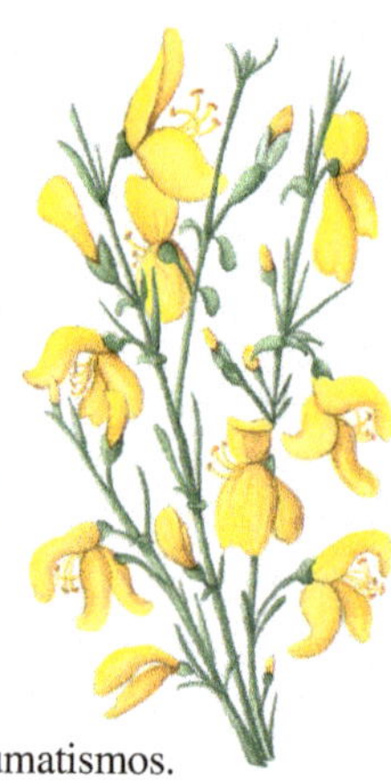

Empleo
Cuando nos sentimos desanimados a causa de acontecimientos dolorosos.

Efectos
Otorga aceptación y fuerza para afrontar la situación y la esperanza en un cambio.

Síntomas
Palidez, indiferencia, trastornos crónicos y traumatismos.

14. Heather

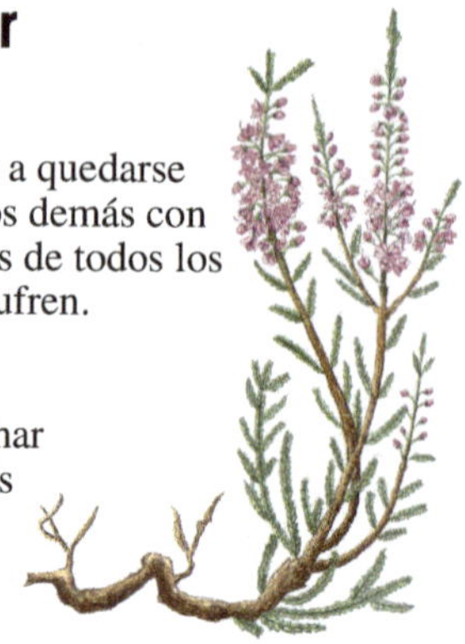

Empleo
Cuando, por miedo a quedarse solo, se atosiga a los demás con largas explicaciones de todos los problemas que se sufren.

Efectos
Se aprende a escuchar también a los demás y se deja de temer a la soledad.

Síntomas
Trastornos imaginarios, insomnio, claustrofobia, facilidad para el llanto e hipertensión.

15. Holly

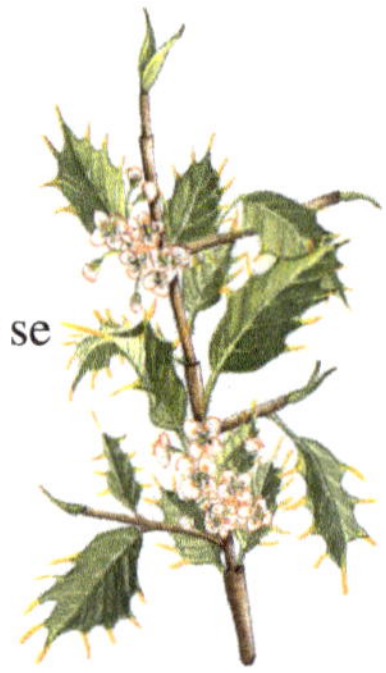

Empleo
Cuando se tienen sentimientos de envidia y celos, cuando se sospecha y se controla a las personas queridas. Cuando se tiene miedo de sufrir.

Efectos
Permite abrir el corazón y relacionarse con los demás de una manera más afectuosa.

Síntomas
Relaciones difíciles con los demás, depresión, insomnio, miedo de ser excluidos, dermopatías, trastornos hepatobiliares, urinarios y gástricos.

16. Honeysuckle

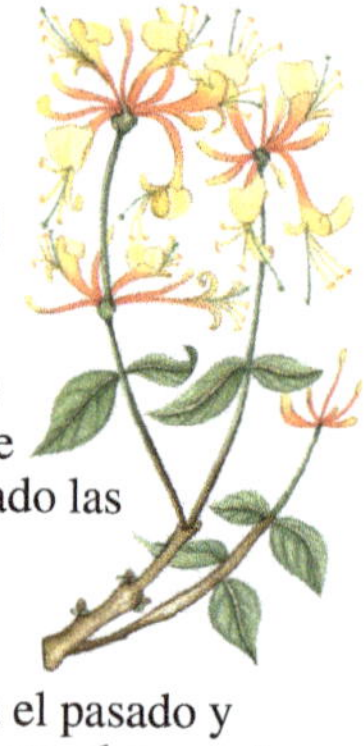

Empleo
Cuando se siente nostalgia del pasado, se sufre por rupturas sentimentales o por un distanciamiento forzado de los lugares queridos y se siente desaliento por no haber realizado las propias ambiciones.

Efectos
Permite mirar de forma serena el pasado y establecer una buena relación con el presente.

Síntomas
Crisis de llanto, somnolencia, depresión, apatía, trastornos respiratorios y vertebrales.

17. Hornbeam

Empleo
Cuando se está mentalmente cansado y el estrés es muy acusado.

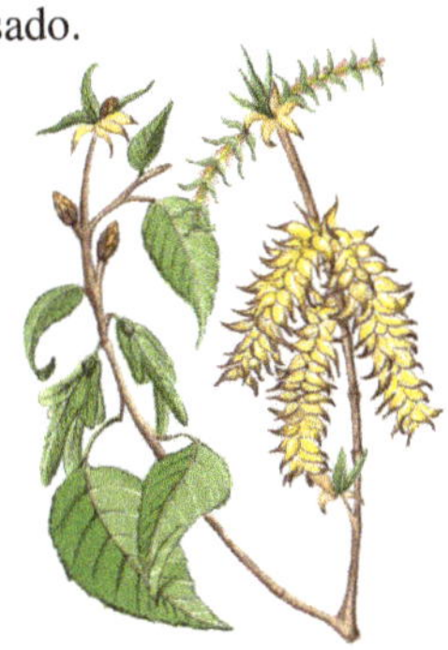

Efectos
Se adquiere vivacidad y energía para enfrentarse a la cotidianidad.

Síntomas
Cansancio mental, pereza e hipofuncionalidad osteoarticular.

18. Impatiens

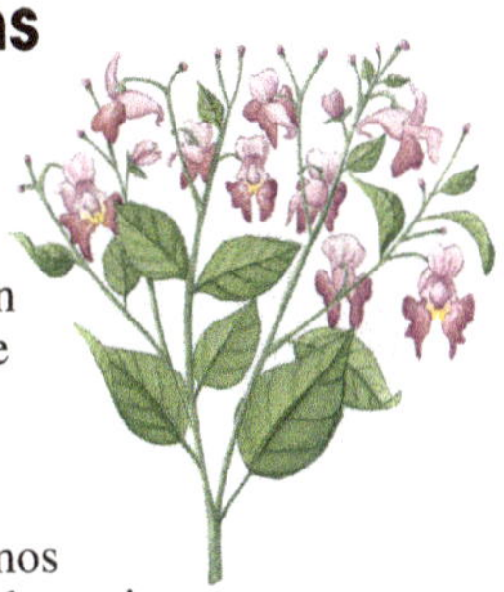

Empleo
Cuando se es impaciente, irritable, demasiado inmerso en la acción e intolerante con la lentitud ajena.

Efectos
Nos relajamos, ganamos en espontaneidad y tolerancia.

Síntomas
Tensiones musculares, trastornos de la digestión e insomnio.

19. Larch

Empleo
Cuando ya no se tiene confianza en uno mismo y nos sentimos inferiores, desalentados y tenemos miedo de fracasar.

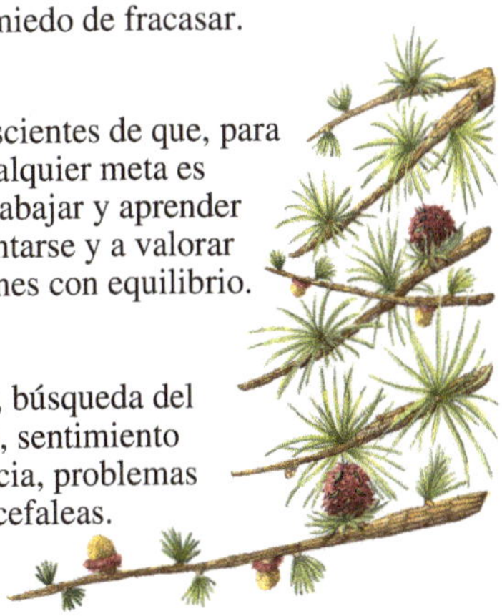

Efectos
Somos conscientes de que, para alcanzar cualquier meta es necesario trabajar y aprender a no desalentarse y a valorar las situaciones con equilibrio.

Síntomas
Mal humor, búsqueda del aislamiento, sentimiento de impotencia, problemas sexuales y cefaleas.

20. Mimulus

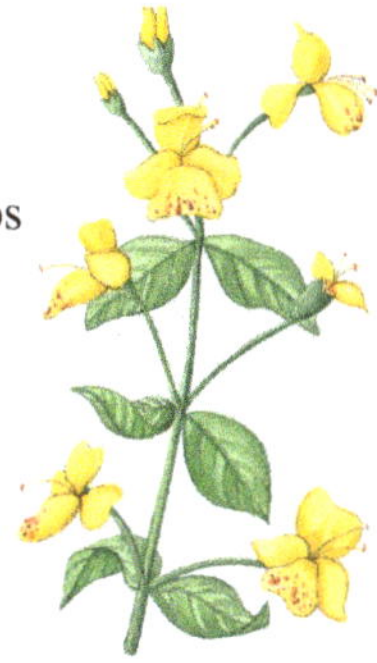

Empleo
En caso de miedos concretos y conocidos a la oscuridad, al dolor, algún insecto en especial, a los ambientes cerrados o, al contrario, a los ambientes abiertos.

Efectos
Se reacciona con más serenidad y equilibrio a los miedos.

Síntomas
Timidez, balbuceos, excesiva sudoración, vértigos, incontinencia e impotencia.

21. Mustard

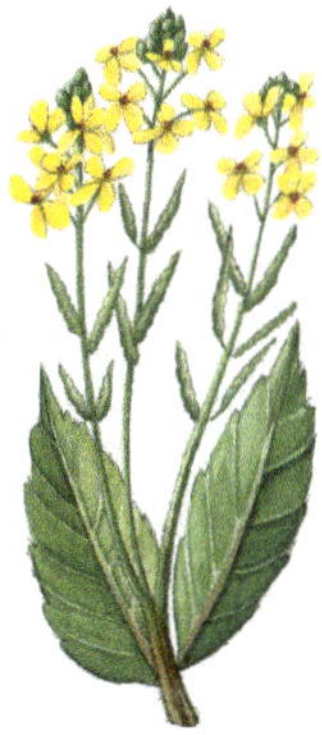

Empleo
Cuando se sufre de melancolía sin motivos aparentes, nos sentimos deprimidos y se tiene tendencia a la introversión.

Efectos
Da la capacidad de afrontar con equilibrio los altibajos.

Síntomas
Lentitud de reflejos, opresión, dificultades para llorar y trastornos en la alimentación.

22. Oak

Empleo
Cuando, en medio de nuestro trabajo, no nos damos cuenta de que nuestro organismo nos está dando señales de cansancio.

Efectos
Ayuda a entender la importancia de relajarse, de prestar atención al descanso, para poder ser eficientes.

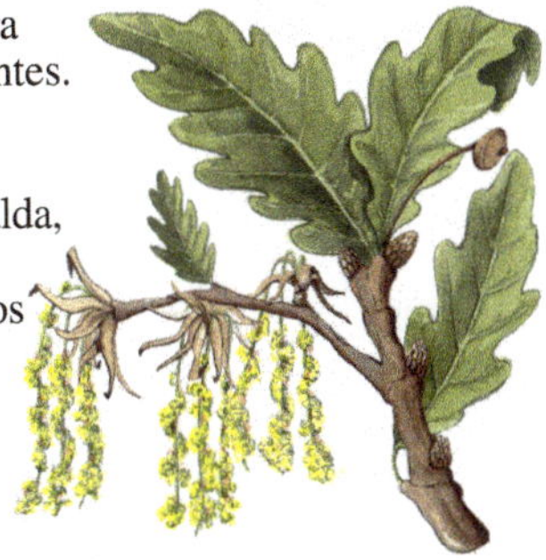

Síntomas
Dolores de espalda, colapsos nerviosos, manos sudadas, desmayos, ansiedad, trastornos hepatobiliares.

23. Olive

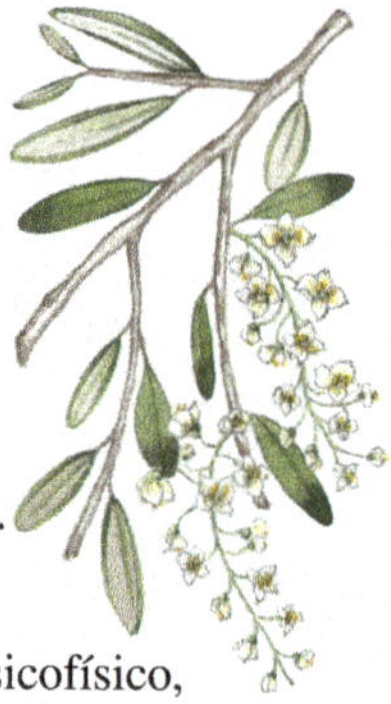

Empleo
Cuando, después de haber sido absorbidos por el trabajo, nos sentimos extenuados.

Efectos
Devuelve la energía perdida.

Síntomas
Infelicidad, agotamiento psicofísico, falta de fuerzas y somnolencia.

24. Pine

Empleo
Cuando nos inculpamos y dejamos que caiga sobre nosotros incluso la responsabilidad de errores cometidos por los demás.

Efectos
Dejamos de inculparnos y adquirimos una visión más real del comportamiento propio y ajeno.

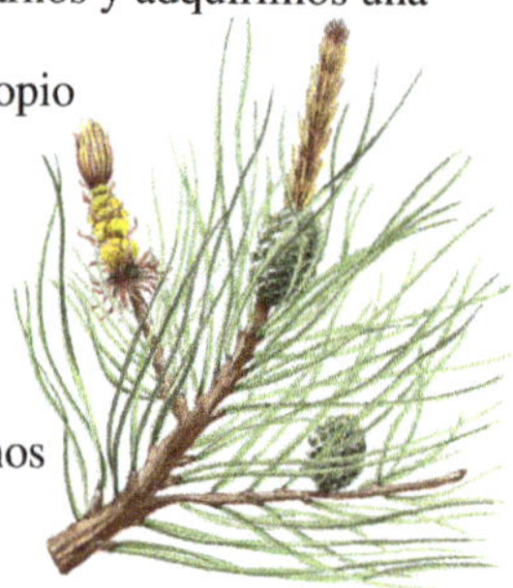

Síntomas
Sentimientos de inferioridad ansiedad, melancolía, trastornos urogenitales y gástricos.

25. Red Chestnut

Empleo
Cuando el temor de que alguna desgracia pueda afectar a nuestros seres queridos se convierte en obsesión.

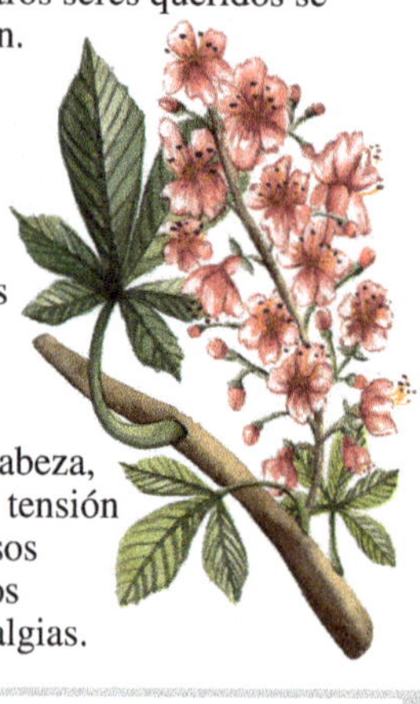

Efectos
Permite controlar la ansiedad y tener pensamientos positivos en todas las circunstancias.

Síntomas
Ansiedad, dolor de cabeza, trastornos nerviosos, tensión gastrointestinal, abusos de nicotina, trastornos respiratorios y lumbalgias.

26. Rock Rose

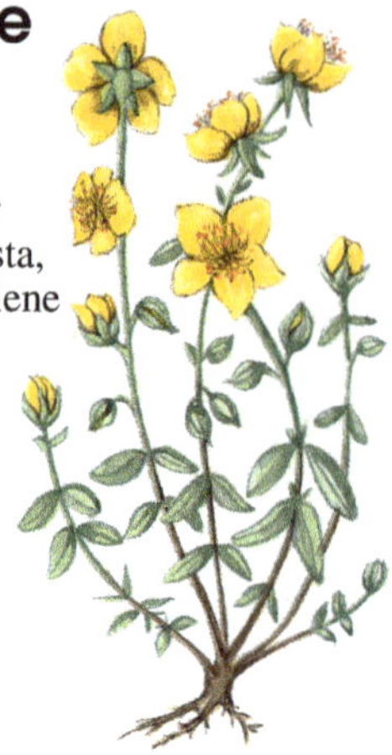

Empleo
Cuando nos invade la angustia o el terror por una desgracia imprevista, una pesadilla o sobreviene un accidente.

Efectos
Proporciona coraje y resolución para afrontar situaciones de emergencia.

Síntomas
Colapso nervioso, desvanecimientos, dificultades para hablar y para moverse, impotencia y anorgasmia.

27. Rock Water

Empleo
Cuando el autocontrol se vuelve tan rígido que se pierde la alegría de vivir y nos olvidamos de cómo disfrutar de los pequeños detalles.

Efectos
Permite ser menos intransigentes moralmente. Se descubre que la vida tiene sus aspectos agradables y que uno puede abandonarse a ellos.

Síntomas
Rigidez en las articulaciones y en el cuello. Trastornos circulatorios, renales y urogenitales. Rechazo de los pequeños placeres de la vida.

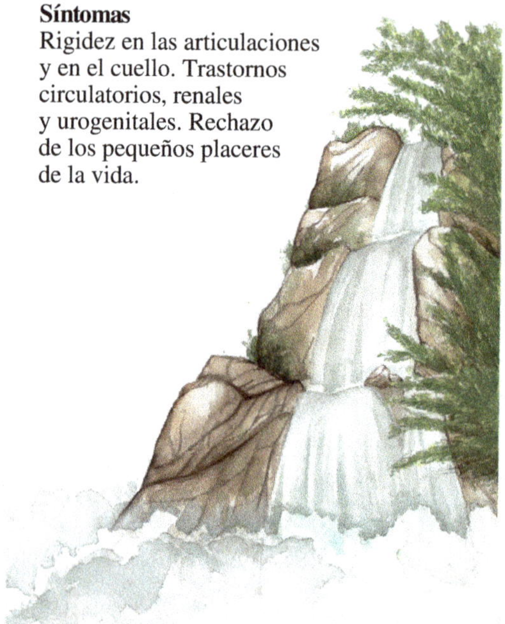

28. Scleranthus

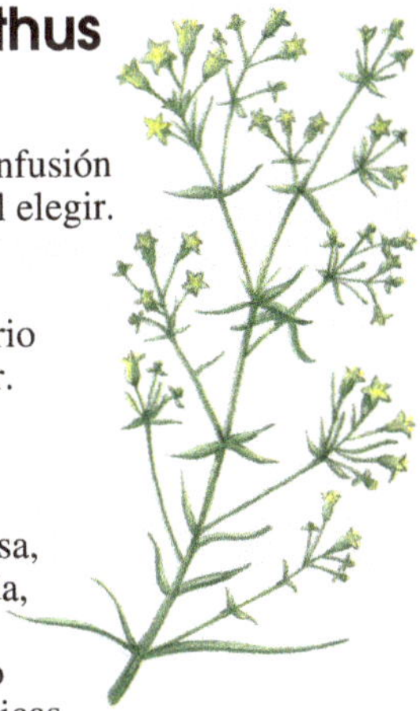

Empleo
En momentos de confusión en los que sea difícil elegir.

Efectos
Devuelve el equilibrio y la claridad interior.

Síntomas
Cefaleas, mareos, inestabilidad nerviosa, rechazo de la comida, alternancia de estados de ánimo y de condiciones físicas, malestar difuso e indeterminado.

29. Star of Bethlehem

Empleo
En caso de shock y traumas.

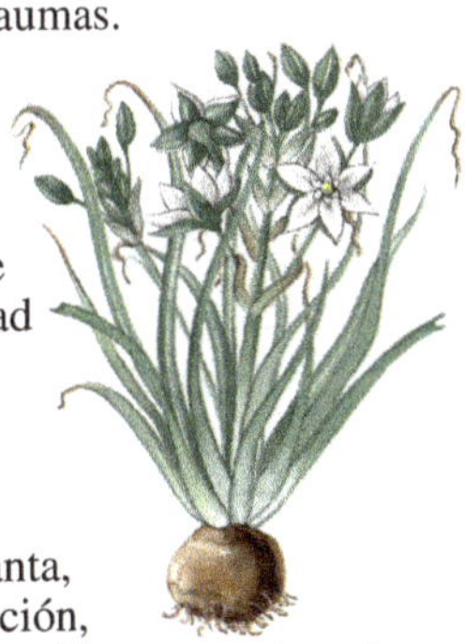

Efectos
Permite superar las circunstancias traumatizantes y pone en marcha la capacidad autorregenerativa del organismo.

Síntomas
Tensiones en la garganta, trastornos de la deglución, enfermedades psicosomáticas, menstruaciones dolorosas, sensación de entorpecimiento y toxicomanía.

30. Sweet Chestnut

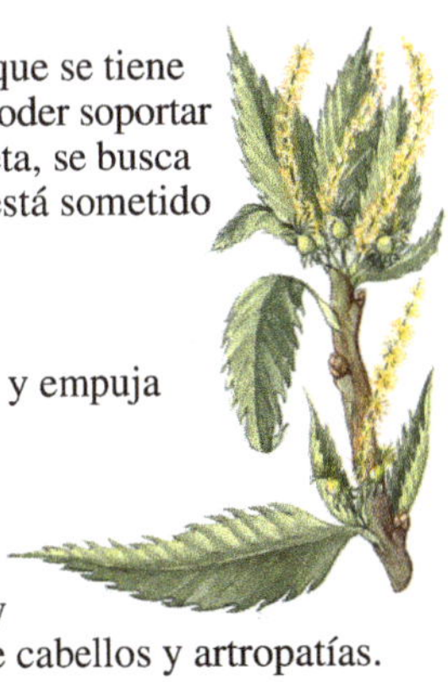

Empleo
En los casos en los que se tiene la sensación de no poder soportar una situación concreta, se busca el aislamiento y se está sometido a estrés.

Efectos
Devuelve confianza y empuja a grandes cambios.

Síntomas
Grave desaliento, agotamiento físico y nervioso, pérdida de cabellos y artropatías.

31. Vervain

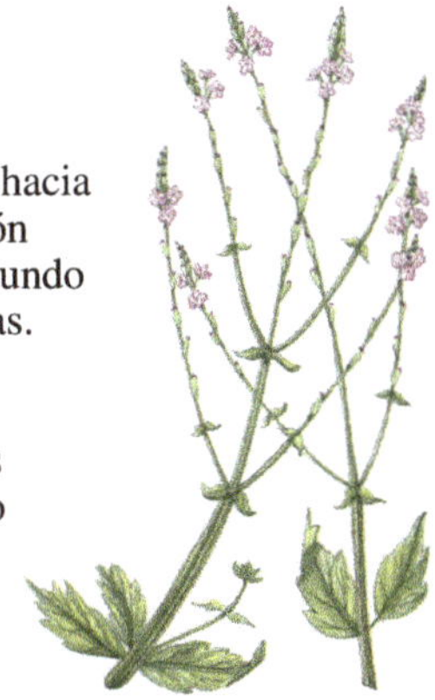

Empleo
En caso de intolerancia hacia los demás y exasperación por las injusticias del mundo a causa de ideas erróneas.

Efectos
Aceptación de opiniones ajenas, aún defendiendo con pasión los propios puntos de vista.

Síntomas
Hiperactividad, tics nerviosos, irascibilidad, dolor de espalda, tensión, dermopatías y tos.

32. Vine

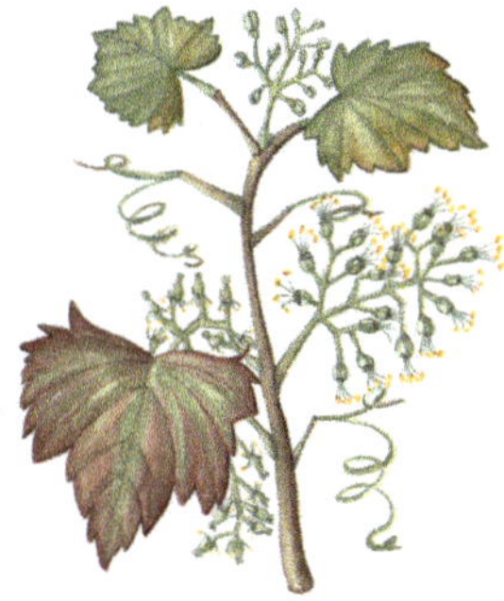

Empleo
Cuando se es un dominador inflexible y demasiado seguro de uno mismo; cuando la ambición y el ansia de poder alcanzan niveles elevados.

Efectos
Permite ejercitar el poder de forma ecuánime, imponiéndose por sagacidad y autoridad.

Síntomas
Rigidez mental, insomnio, inapetencia, irascibilidad, cólera, excesiva inflexibilidad y cansancio.

33. Walnut

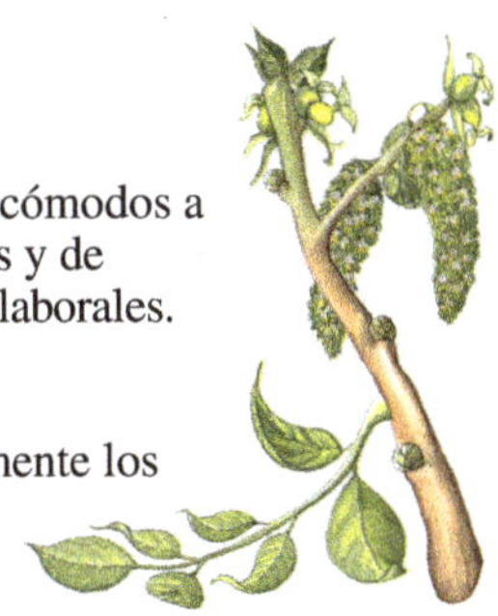

Empleo
Cuando nos sentimos incómodos a causa de cambios físicos y de situaciones personales y laborales.

Efectos
Permite aceptar serenamente los inevitables cambios y transformarlos en nuevas oportunidades.

Síntomas
Inestabilidad emocional, nostalgia del pasado, rechazo del cambio, pubertad, embarazo, menopausia, migraña y mareos en los viajes.

34. Water Violet

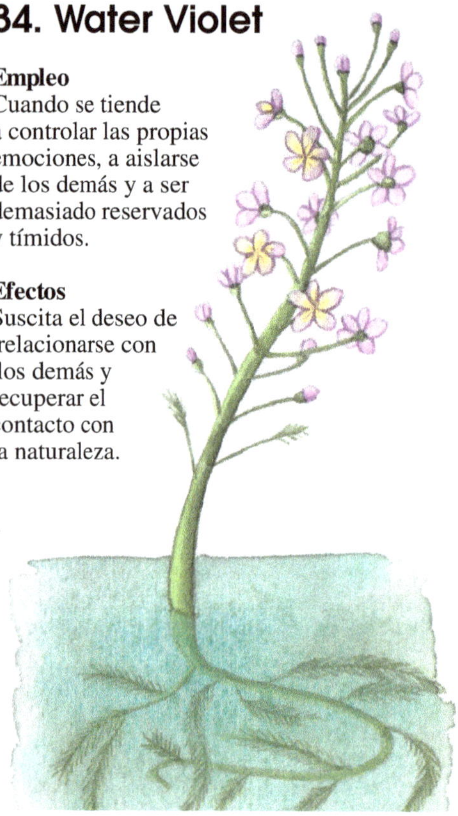

Empleo
Cuando se tiende a controlar las propias emociones, a aislarse de los demás y a ser demasiado reservados y tímidos.

Efectos
Suscita el deseo de relacionarse con los demás y recuperar el contacto con la naturaleza.

Síntomas
Tensiones musculares, reumatismos, dificultad para descansar, alergias, trastornos de la alimentación.

35. White Chestnut

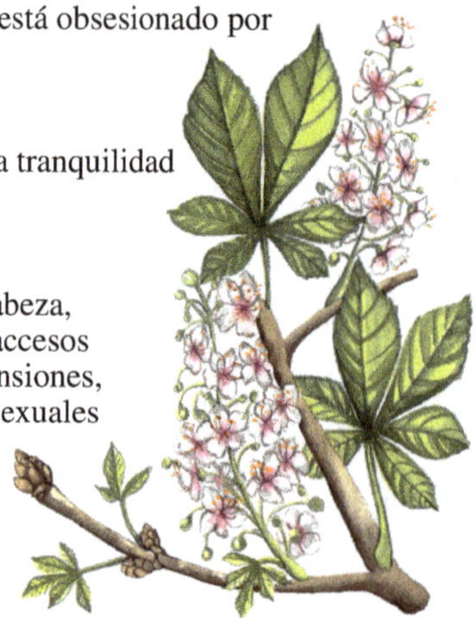

Empleo
Cuando se está obsesionado por ideas fijas.

Efectos
Devuelve la tranquilidad mental.

Síntomas
Dolor de cabeza, insomnio, accesos de calor, tensiones, trastornos sexuales y paranoia.

36. Wild Oat

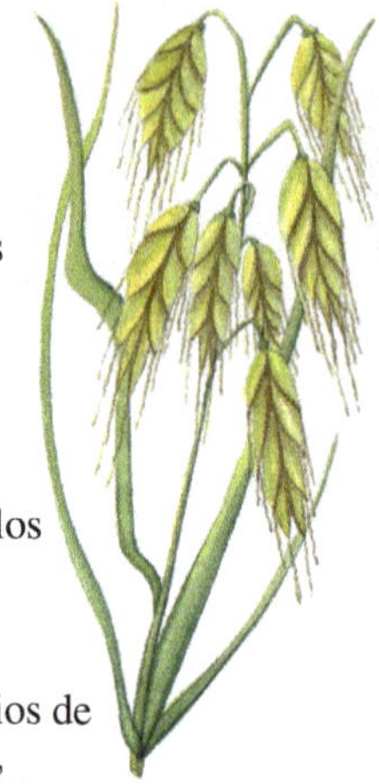

Empleo
Cuando no se está seguro del camino que hay que seguir en momentos decisivos de la vida.

Efectos
Permite entender cuáles son nuestras verdaderas aspiraciones y ayuda a elegir los pasos que se deben realizar.

Síntomas
Irritabilidad, frecuentes cambios de trabajo, inestabilidad emotiva, problemas con la comida, problemas sexuales, apatía y astenia.

37. Wild Rose

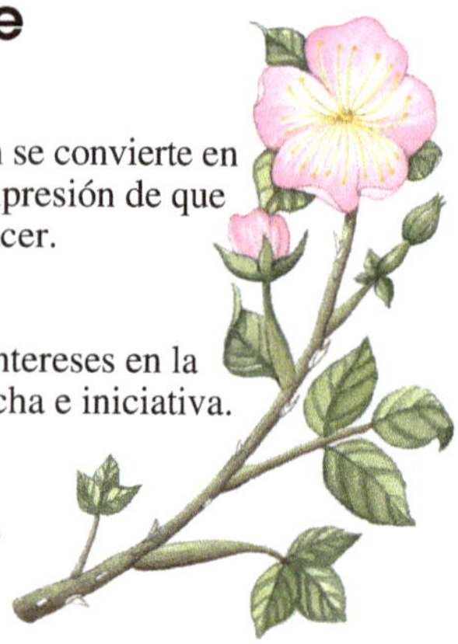

Empleo
Cuando la resignación se convierte en apatía y se tiene la impresión de que no queda nada que hacer.

Efectos
Permite reencontrar intereses en la vida, capacidad de lucha e iniciativa.

Síntomas
Tristeza, indiferencia, agotamiento e inconsciencia.

38. Willow

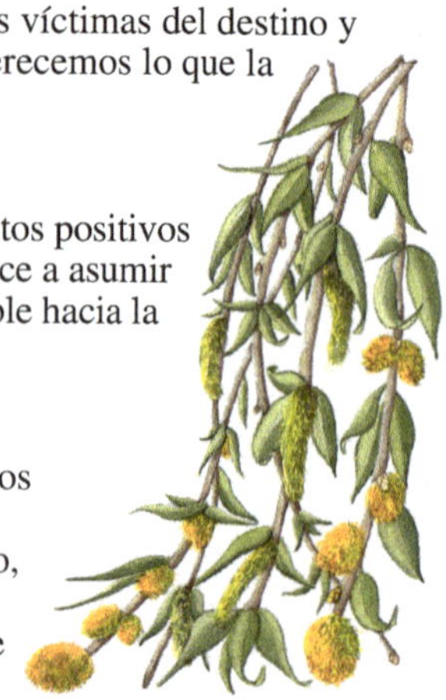

Empleo
Cuando nos sentimos víctimas del destino y pensamos que no merecemos lo que la vida nos reserva.

Efectos
Permite ver los aspectos positivos de la situación e induce a asumir una actitud responsable hacia la propia vida.

Síntomas
Victimismo, trastornos digestivos, úlcera, amargura, pesimismo, alopecia, trastornos hepáticos y síndrome premenstrual.

Índice
(estados de ánimo, síntomas, enfermedades)

www.ingramcontent.com/pod-product-compliance
Lightning Source LLC
LaVergne TN
LVHW070045061026
849530LV00010B/95
* 9 7 9 8 8 9 9 5 6 4 8 0 2 *

Joyfully Uplifting Ourselves and Others